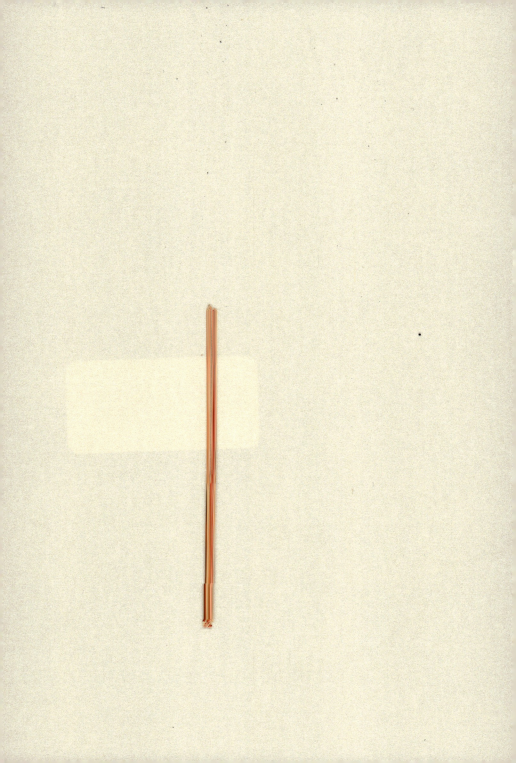

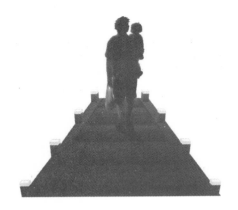

奶爸抗郁记

[英]马克·威廉姆斯（Mark Williams） 著

丁纪允 译

Daddy Blues

Postnatal Depression And
Fatherhood

中国科学技术出版社
·北 京·

Daddy Blues: Postnatal Depression And Fatherhood by Mark Williams /ISBN:978-1911246770
The original English edition was published as "Daddy Blues" 2018 Trigger Publishing,
Nottinghamshire NG24 4TS,United Kingdom.
Copyright©Mark Williams 2018.
All rights reserved.
Published by arrangement with Marlene Sturm Rights Agent (www.sturmrights.com)
The simplified Chinese translation rights arranged through Rightol Media
（本书中文简体版权经由锐拓传媒取得 Email:copyright@rightol.com）

北京市版权局著作权合同登记　图字：01-2020-6466。

图书在版编目（CIP）数据

奶爸抗郁记 /（英）马克·威廉姆斯著；丁纪允译 . —北京：
中国科学技术出版社，2020.12

书名原文：Daddy Blues: Postnatal Depression And Fatherhood

ISBN 978-7-5046-8862-0

Ⅰ.①奶… Ⅱ.①马… ②丁… Ⅲ.①抑郁症—防治—通
俗读物 Ⅳ.① R749.4-49

中国版本图书馆 CIP 数据核字（2020）第 203666 号

策划编辑	田　睿　赵　嵘	版式设计	锋尚设计
责任编辑	陈　洁	责任校对	焦　宁
封面设计	马筱琨	责任印制	李晓霖

出　　版	中国科学技术出版社
发　　行	中国科学技术出版社有限公司发行部
地　　址	北京市海淀区中关村南大街 16 号
邮　　编	100081
发行电话	010-62173865
传　　真	010-62173081
网　　址	http://www.cspbooks.com.cn

开　　本	880mm×1230mm　1/32
字　　数	95 千字
印　　张	5
版　　次	2020 年 12 月第 1 版
印　　次	2020 年 12 月第 1 次印刷
印　　刷	北京荣泰印刷有限公司
书　　号	ISBN 978-7-5046-8862-0 / R·2636
定　　价	59.00 元

序言

"男人不会抑郁"，人们总是这么以为。

"男儿有泪不轻弹"，老师说。

"坚强点"，酒吧那帮家伙会这样说。"得了吧，你够幸运了，好好生活。"朋友说。

也是，我挺幸运的。我没什么要担心的。收入颇丰，有个好妻子做贤内助，还有个可爱的儿子。房子也漂亮，平时假期也精彩……所以我怎么会觉得生活要崩溃了呢？

一直以来我受到的教育都是，男人要"爷们儿"。我儿子紧急剖宫产出生的时候，我就想坚强点儿，挺过去。妻子分娩后患上了产后抑郁症，我试着隐藏情绪，坚强面对生活。之后我也开始有了产后抑郁症的症状。我试着不把它当回事，试着喝酒扛过它，因为我是男人。

我总是想着我有力量，能保护自己，但是渐渐地我发现：我的抑郁症越来越严重了。

我不知道我的抑郁是怎么回事。我就是个普通的上班族，跟其他人没什么区别。问题就是：抑郁不是一种选择。抑郁症不会挑选它想感染的人。任何人、任何时候都有可能抑郁。我这不就得了？还挺严重。

　　这不只是我一个人的故事。本书讲述了一个让更多人了解男性心理健康的故事，也让人们意识到男性产后抑郁症问题越来越普遍。总之，这是我们一家人如何打败抑郁症，冲破艰难险阻，笑对生活的故事。我的家人成就了这个故事，我也希望将这个故事献给我的家人——米歇尔和伊桑。

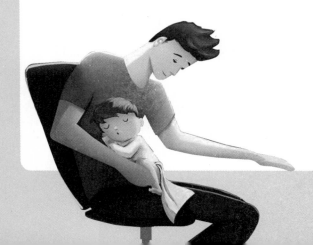

目录

第一章

我的童年时光

......

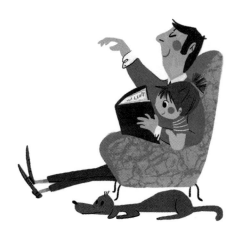

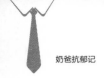

我出生于1974年8月，在南威尔士峡谷一个名叫奥格莫谷[①]的美丽村庄长大，这里离布里真德小镇差不多9英里（1英里≈1.61千米）远。

生活就像一部肥皂剧。20世纪70年代的英国社会可不怎么太平：通胀越来越严重，矿工罢工不断，政府一团糟。父母熟悉的那个世界正在快速改变，陈规尽数被打破。

那时候，南威尔士的煤矿已经开始陆续关闭了。等到80年代，就彻底没了。在当时，煤矿关闭深深地改变了我们村的生活，影响持续至今。一些人开始走出山里，去别的地方找工作。于是从我们这一代人开始，终于可以不在煤矿井里讨生活了。

我爸爸是南威尔士最后一批矿工之一，15岁就辍学下了矿井，就这么待在井底，干起了装配和开动机器的活儿。他辛辛苦苦在暗无天日的井底干了29年，一直到1987年。爸爸最后一次下的矿井是楠特加鲁矿井，这是威尔士最后关闭的一批矿井之一。整日虚度是不可能的，爸爸还要养家糊口，而且他的骄傲也不允许他这么做，所以他做起了邮递员，这份工作他一直干到65岁退休。

---

① 奥格莫谷：威尔士语写作Cwm Ogwr。

再说说我妈妈，在我出生前，她从事心理健康护理工作，后来又在汽车修理厂找了份差事。

我爸妈都是勤劳肯干的人，他们几乎闲不下来。在我记忆中，他们从没抱怨过自己的工作，但是我总觉得没人重视过他们的辛勤劳作，特别是我妈妈，她在汽车修理厂整整干了25年！

我是独生子，但自我记事以来，从来不觉得孤独。其他小孩子总是待在家看电视，或者郁郁寡欢，抱怨生活无聊，这些我都没有。我有祖父母陪着一起玩耍，我很爱他们，他们也很爱我。那时候家里没什么钱，但是他们给了我足够的爱，这让我觉得不孤单。

我的成长环境似乎不算好，全村人那段时间日子都不好过。但是我却很为自己的出身自豪。我是土生土长的南威尔士乡下男孩。天气好的时候（虽然这种时候比较少见），我经常去布瓦赫山上坐坐，放松身心。我在山上能远眺，远处有优美的南威尔士海岸线，还能看到布里斯托尔海峡对岸。心情不太好的时候我就会来这儿，沉浸在大自然的美景中，我会由衷地感激生命，心情自然舒畅了。

虽然在家有父母的疼爱，在学校有知心朋友，但是生活并不总是一帆风顺。我有个问题——说话的时候总是含混不清。

有时候我话说得太快，舌头就会打结。别人几乎听不懂我说的话。要是让我重复一遍，情况就更糟糕了。即使是现在，我一激动起来，讲话还是会不清楚，几句话噼里啪啦并成一句地说。别人得努力分辨我在说什么，那种费力的表情跟小时候我见到的一样，立刻就勾起了我的一些痛苦回忆。

8岁的时候，我每周都要去一家私人诊所，费用由学校承担。要不是学校的资助，我怀疑我永远都无法得到治疗了。我要学习克服说话模糊的问题，希望别人能听懂我说的话。言语治疗师鼓励我坐稳，放慢语速，说话前想好我要说什么。这对我来说不太容易。我那时候还小，小孩子的精力过于充沛，根本坐不住，所以有时候，这种治疗甚至让我感到厌烦。既要安静地坐着，还要先思考再说话，这怎么能行？我想找点事做。但是治疗师只是不断地告诉我，放慢速度，放慢速度。

我不记得总共上了多少节课，但在我印象中挺漫长的，感觉上似乎坚持忍了很久很久。所以，最终，我自己找到了办法解决这个问题，我把上课当作一种玩笑。我想象心里有一个乡村男孩，通过逗别人笑来隐藏内心恐惧。

所以我通过微笑或者开怀大笑鼓励自己坚持下去。但是我心里知道我有很严重的问题。我总是觉得很沮丧，感觉像是我什么也做不了，无法改变自己的身份，也无法改变自己。课堂上免不了要开口，因为不想被同学们嘲笑，我开始回避使用一些词语。被大家嘲笑之后，我会变得更加沉默。

其他孩子在学校过得似乎很开心，无忧无虑，一切正常。但是我却无法摆脱我的忧虑。我对学校的恐惧日渐加重，我开始尿床了。有时候我躺在床上，无法入睡，内心满是对第二天上学的拒绝。我讨厌教室的气味，讨厌木质书桌上摆着墨水瓶的感觉，也讨厌老师对待我们的方式。我记得老师冲我们大吼，生气到表情狰狞。有时候他们会朝我们扔黑板擦，有时候就直接给我们一嘴巴。我觉得，有人打你，冲你大吼或者命令你坐着别动很吓人，又凶又没有人情味。我小时候对这些习以为常。我猜我小时候觉得这些是正常的。但是现在回头看，如此恶劣的事情居然能发生，太吓人了。

我对学校不是完全没有好感。我在小学时有一些很好的朋友，从来没有在操场上被人欺负过。但是一旦回教室，我就想逃走。我很害怕别人冲我嚷，这样我会什么都听不进去。因此，老师们一提问我，我就浑身冰冷，无法动弹，然后他们就会冲我吼。感觉像是陷入了恶性循环，无法可解。

在课堂上感到无聊的时候——这种时候还挺多，我就不由自主地开始神游，尤其是在做一些困难任务的时候，比如说写作。我经常神游，然后拖到最后潦草赶工，这样我就有时间做点让自己好受的事了。直到现在我也是这样，总是逃避困难。人们说这是拖延，但我认为这叫应对机制。

我猜，正是因为这些对学校的焦虑情绪，才使我在所有的学期报告单上被描述为一个学习迟缓的人，然后不得不去上古德女士的特殊阅读课程。我讨厌这门为特殊儿童开设的课程，这不适合我。一开始我很抵触古德女士，但是她逐渐让我转变了观点。她的语调缓慢优美，能让我平静下来。我坐在她旁边的时候，阅读能力比以前有了显著的提升。

学校有些老师对我们态度恶劣，给我们留下了很大的心理阴影。我们也会记住一些老师，他们对我们的帮助远比他们以为的要多。就像古德女士一样，我有生之年都不会忘记她。

我现在住在威尔士，那儿常年多雨。我回想小学生活的时候，感觉日常体验就像冷冷的冰雨在脸上胡乱地拍。

我非常讨厌下雨，一下雨我们就只能待在教室里。我会觉得更加焦虑且烦躁不安，像是拧紧发条的玩具，需要松松劲儿。我想要逃离困住我的教室，但是老师绝不会让我们出去，一秒钟都不行。不过，就是从那时起，情况开始发生转变：我开始跟其他孩子一起玩游戏了，很快他们就来找我要一些好点子，想玩更多的游戏。我好像成了能想出最棒主意的人。或许是困在教室里的日子让我的想象力爆发了。

我很为自己的创造力感到自豪。不管什么时候我的小伙伴们想找点乐子，我都能发明一个游戏。除此之外，我开始在课堂上运用我的创造力。每次老师提出问题时，我都尝试用跟别人不一样的方法看待这个问题。虽然不能一针见血，但是我总是试着从不同角度看问题，通过每一个可能的角度理解问题。我从不想用老师让用的方法做事，我要用自己的办法。但我想一个问题想得太投入的话，老师问我其他问题时我就会说不出话了——因为我没有用心倾听。

虽然我遇到了很多麻烦，但其实我在课堂上并不是特别调皮。虽说有点爱做白日梦，但绝不是厚脸皮。从小爸妈教育我要尊重长辈，我从不对爸妈或者是祖父母出言不逊！爸妈也教育我要做个乖小孩，我在学校确实挺乖的……好吧，一个注意力不集中的乖孩子。

但是这么多年过去了，直到现在我才明白为什么会这样——容易分心，注意力不集中，爱做白日梦。我了解得越多，越恍然大悟。我那时候并不知道，我患有注意缺陷与多动障碍①。

回首往事，我希望老师可以多了解一些心理健康问题，尤其是注意缺陷与多动障碍。我现在不恨我的老师了，也不觉得生气和痛苦。我知道其实这不是他们的错——他们的成长经历跟我不一样。我不能期待他们会了解没接触过的事物。但是即使现在，情况也没怎么好转，这让我非常生气。

校外有一个地方对我帮助很大：温德姆男孩女孩俱乐部。20世纪80年代只有男孩能进去（那时是男孩俱乐部），我很高兴现在每个人都能进了。以前，斯坦·"真男人"·诺里斯自愿为山谷里的孩子们服务——这完完全全是一个山谷传奇！

因为斯坦给了我动力，我才坚强起来。他鼓励我去参加锦标赛，给了我启发，这是老师从没给过我的。多亏了他的鼓励，我才会参加青少年游泳锦标赛，还获了奖。我是英国冠军，我的照片陈列在学校的俱乐部里。

我从没想过自己还能获奖，我居然还能有一技之长。虽然我还是会焦躁，但是逐渐变得自信。颁奖典礼在当地俱乐部举行，我很自豪能在这么多人面前领奖，这给了我信心，想着如果能足

---

① 原文Attention Deficit Hyperactivity Disorder，缩写是ADHD。

够努力去尝试，我能做的还有更多。

回首往事，因为说话不清楚和害怕老师，我丧失了信心，是男孩俱乐部给了我不可或缺的自信。不是吹牛，很多运动我都挺擅长的。别人看到我这个优点，跟我说我做得很棒时，我总会很高兴。这似乎是件小事，但是对一个孩子来说，这就是我要的全部。

小学毕业以后，日子过得快了起来。我在初中结识了新朋友，说话不再含混不清，但是上课还是不能集中注意力。我从没想过初中毕业以后还要继续读书，因为在学校里我总觉得自己做得不够好，从来也没有人让我觉得我可以有所作为。

我唯一想做的就是毕业以后找份工作，赚钱买所有我想要的东西。我看到我父母努力工作，我想追随他们的脚步。

我已经开始放眼未来了，数着日子算还有多久才能毕业。

|第二章|

开启喝酒的生活

......

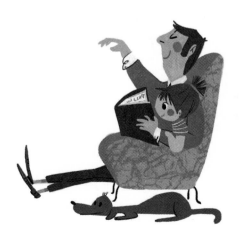

　　记忆决定了我们是谁，对不对？别人总有喜悦快乐的往事可回想，但是我最深刻的记忆总是跟羞耻和尴尬绑在一起。小时候我时刻都有这种感觉，有时候因为被人逮到撒谎，有时候因为被老师训斥……有一件事我记忆惨痛，后悔莫及。

　　我第一次喝酒时才10岁。我知道这样做幼稚愚蠢，但没办法，那时候大家都这样。平安夜那天好像每个人都在喝酒。爸妈允许我出去跟大孩子玩，我们就在街上随便逛逛。有人递给我一瓶酒——我一开始都不知道瓶子里有什么，但也无妨。我知道我必须得喝了它，我要是不喝，他们会说我是个懦夫。即使我才10岁，我也觉得不能这么丢脸。大家都说男人要有男人的样子，我得维护自己的尊严。所以我举起瓶子放在嘴边，闷了一口又一口……

　　我只记得最后我躺在家里的沙发上，像生病一样难受。好像因为我喝了酒，身体要惩罚我。我难受得要死。之后的几天里，我以为我这辈子再也不会碰酒了。

　　我后来确实没喝。嗯，至少几年内没碰酒。13岁以后我才开始经常喝酒。我的酒友都比我大，他们才不会让我喝可乐。总是一品脱①一品脱地喝酒。喝多了以后，我情绪会更平静，好像

---

① 1品脱约为568毫升。

我在学校的所有紧张情绪都烟消云散了。

周末时我们一帮人会直奔派对，有时候无聊至极，就到公交站台附近晃荡。很快，很多人就听闻那群人当中我做事情最过火，会失去理智。人们会这么说我："你知道马克昨晚干了什么吗？"我还挺喜欢这样的，下次我就会做得更过一点，我想听到人们一直谈论我。

15岁的时候，我走出校门，没获得任何资格证书。即使是这样，我也不想在学校多待一天了。这时我的酒量相当可以了！我逃避责任，开始酗酒。我并不想戒酒，感觉酒也不想放过我。

我到处打工，这儿干干，那儿干干，做点儿给不了几个钱的零活。但后来我参加了政府青年培训计划做了个瓦匠，工资就涨了。

以前在村子里，世世代代的年轻人还有份工作保障，但现在的年轻人没有了这份保障。我们没有工作身份，矿场也关闭了。我们得找些别的活儿做。我以为做个瓦匠会有一群伙伴——不离不弃、有福同享、有难同当的伙伴。我甚至觉得我的职业生涯安排得明明白白。但我们所做的只是不断地讨论铺砖，从没有实践过，所以我开始找其他的工作。尽管煤矿关了，外面的工作机会还多得很，很快我就在当地工厂找了份工作。

这并不完美，我也不期待完美，但我还是希望别人对我有点尊重。我的经理似乎看不惯所有工人，包括我。他要求我加班，但只能完全按他的想法来。他叫我进办公室，只是因为这样他能对我指手画脚。我完全不懂他这么做的意义。我们知道他权力比我们大——他是经理——但是他明显希望我们牢牢记住这点。

生活开始驶向了一个不同的方向。我人生第一次赚到了钱——而且花钱没有后顾之忧！我当时16岁，工作之外的生活很轻松。我不再去男孩俱乐部，也不再踢足球了，我开始尽情狂欢。周一到周四待在厂里干活，三天小长假就开始大饮大醉，喝到周一早上才清醒。每一周都过得如此糜烂。

彻夜狂欢开始，我一个猛子扎进去，捷足先登。满脑子都是音乐、派对还有无止境的狂欢。我有了一群跟以前完全不同的朋友。他们都非常热衷派对狂欢，邀我去各种各样的派对和夜总会。我也来者不拒。多亏了他们，我才能享受到这么多新音乐，有多姿多彩的体验。跟他们在一起，我觉得活力无限。

那时候我开始抽烟。小时候我很讨厌周围有人抽烟，我从没想到有一天我会抽烟。但是我对这些新事物没有抵抗力，所以我开始跟别人一样一包接一包地抽烟。10岁的我能想到自己长大会变成这样吗？还能认得出来现在的我吗？

我依旧在工厂干活，也继续喝酒。此时我赚的钱比以前多多了，喜欢去夜总会喝得酩酊大醉。我玩得不亦乐乎。至少我以为我很快乐。我喝得越来越多，开始出现短暂昏迷的症状。晚上喝到断片儿，第二天早上醒来昨晚的事什么都不记得了。我安慰自己没什么：不记得也好，做了啥都不用后悔。我有时候早上醒来发现自己躺在排水沟里，或者就睡在大马路上，完全不晓得我怎么会来这儿。

甚至有时候醒来发现自己在牢房里，我也是一头雾水。至少有那么一次，我差点被自己的呕吐物呛死。

那段时间的事我都记得模模糊糊的，时间过去那么久，更不记得了。但有时候脑子里突然闪现一些那时候我做过的事。我为什么要这么做？我为什么要继续喝酒呢？

我喜欢身边有朋友，我还喜欢让他们佩服我。我只能通过喝酒找到自信了，我需要这点儿自信。

我独处的时候经常觉得情绪低落。我讨厌这样，讨厌心情低谷。只要一个人待着，我就会控制不住地开始焦虑，对生活状态感到焦虑。未来无期，我也不知道我想要什么样的生活。不喝酒的时候，我也会因为这些问题而烦恼。

年少无忧的青春快过去了，这些问题越来越困扰我。我完全迷失了方向。我对于想要什么样的生活简直一点儿头绪都没有。

工作日的时候我每天都只知道盼着周末，但是到了周末，我又过得浑浑噩噩——完全陷入了恶性循环。

抛去一切外在浮华，我想知道我到底是谁，但是我一个人不敢面对这些胡思乱想。我下工回家以后就很挣扎，因为我又成了一个人，周围没有人，我需要找个人说说话。所以我买了记事本写下我可以利用时间做点什么。我想我能去现场看乐队演出，或者试试以前没做过的事。我一直想要旅行，也许有一天我能看看这个世界。我买了无数个本子，胡乱地在上面写下想法，不管什么时候做到了就打个钩。有了这些，我独处的时候就不怎么胡思乱想了。

就这样，我做得挺好的，也适应了一个人。我花了些时间才意识到：我某些方面不同于常人。我发现集中注意力做一件事很难，我总是会分心。我的想法特别游离，有时候很难找到钥匙和钱包。感觉像是我没法控制自己的脑子，好像又回到了学校一样。

一开始，我很喜欢自己赚钱然后买我想要的东西这样的生活。但是，日子一个星期一个星期、一个月一个月地过去，我在这里工作几年之后，开始讨厌周一早上。周日晚上我躺在床上，睁着眼盯着天花板，害怕第二天早上醒来得去上班——那些年相似的上学的恐惧再一次向我袭来。

祖父住院给我的生活带来了转折。医生说他没救了。祖父在我的成长过程中很重要，在他病危之时——直到他生命的尽头，我们一直陪在他身边。他在全家人的陪伴下吐出了最后一口气，心跳停止了。

这样的夜晚能让人长大。那晚我觉得自己跟爸爸特别亲密，我看到了作为爸爸意味着什么，作为儿子要做什么，还有只有爸爸和儿子才能拥有的特殊关系。我经常回想起那个夜晚，尤其是现在我自己做了爸爸。我希望那天我的爸爸也能感受到那份亲近。

祖父去世的时候爸爸哭了。这是我第一次也是唯一一次见到爸爸哭。我也在他身边哭，我脑子里满是小时候跟祖父在一起玩耍的时光。我跟父母相处的时间加起来都不如我跟祖父待在一起多，我特别爱他。

直到现在我还能感觉到失去祖父的痛苦，害怕失去亲人的感觉还萦绕在我心里。

人们都说生活还要继续，所以第二天早上我还是要去上班。但是这么多事发生之后，一想到祖父我就更想哭了。我知道，熬整个通宵再去操作机器是很危险的。

我就走进办公室跟老板解释情况，申请请假，我以为他会理解，但他还是叫我去工作。我简直不敢相信，我很震惊。我盯着他看，我知道他根本不关心我，我不敢想象他如此无情，简直像是电影里的场景。我知道我很容易被取代。我对他来说不过是个数字，仅此而已。所以——来个快镜头，跳到最后一幕：我头也不回地离开了那里。

我在那儿工作了6年，离开不过短短一瞬间。我感觉我终于看清了这里，这里简直是"摄魂怪"①，感谢上帝让我早早意识到了这一点，没有在这里工作10年、20年甚至是30年。

我仍希望我的生活有意义，远不止待在工厂生产线上。我喜欢跟工友一起工作，我到现在还跟一些很棒的人保持着友谊，但是我讨厌那个工厂和它的规则。

我这么年轻，简历上就有了很丰富的工作经历，所以再找份工作对我来说并不难。我还没放弃梦想。每次打开笔记本我都会想起自己的雄心壮志：环游世界，所以我立刻就开始存钱了。

别人都对我这个想法不"感冒"，妈妈也担心我。但我知道为了我自己，我需要做这件事。我告诉妈妈，到时候了。我不想待在世界的一个小角落，我想到远方看看。我明白妈妈的担心：

---

① "摄魂怪"一词出现于小说《哈利·波特》中，指一种生物，凡是此物经过的地方，都会被吸去快乐，让人想起最可怕的事。其原型为抑郁症。——编者注

我们家从没人这么做。但我也明白：我的家乡有许多人都束缚在一份没有前途的工作上，浪费生命，我不要做这样的人。

我曾经很幸运，去了国外度假。这勾起了我旅游的念想，心痒痒的。我还年轻，没什么负担，我知道如果放走这个机会，从今以后都没得谈了。

我决定不再瞎晃荡，不再浪费机会，我要过我想要的生活了。所以我买了票，坐火车去了欧洲大陆。第一站荷兰，然后是德国和瑞士，最后是西班牙、摩洛哥和希腊。我在这里到处游荡，在城市里走走停停。这些地方和我住的乡村截然不同。我不时地停下来细细赏玩，贪婪地欣赏着五光十色的世界：看着路人，听着各式口音，吃着不同的食物，浏览风景。我太爱这一切了。每次我动身去往另一个地方的时候，我都觉得痛苦，不舍得离开。我爱旅行的一切，旅行带给我的不仅是冒险的刺激感，还让我领略了更广阔的世界。

我家乡的朋友觉得我丢掉了工作，还去旅行，简直是疯了，他们认为我再也找不到工作了。但是回家之后仅仅几个星期，我就得到了一份全职工作。我的态度很好，找工作易如反掌——反正我不太在乎自己的工作内容，只是需要工作赚钱，这样就能做我想做的事情了。

回家的日子很难熬：我辞去了讨厌的工作，有了一段很棒的经历，但是回家以后发现日子还是那样。我又一点一点产生了挫败感，还是有很多担忧，还是在酗酒……

喝酒成了我生活很重要的一部分，除此之外我啥也不懂。每次我喝酒的时候都感觉自己不孤独，似乎有一种归属感。但我只喜欢跟能像我一样酗酒的人喝酒，要是他们烂醉就更好了。我眼见有人酗酒猝死，我可能也会这样——我那时候只是不敢面对这个事实，所以我就跟和我一样酗酒的人在一起。

豪饮蛮好玩的，但我知道我是在躲避问题。喝酒让我把一切都藏在内心深处。但是情况更糟糕了，有时候我喝着喝着就断片儿了，一大早起来身边躺着一个女人，却完全不记得前天晚上跟她在一起的事情，甚至都不记得我戴套了没。我第二天会因为担心变得病恹恹的。我总是在这种时候打电话给朋友，看看我到底有多丢脸。之后我会为此恨自己，屈服于抑郁，然后等着周末的到来。

1995年，我已经22岁了，这样糜烂的生活我已经过了7年。我跟一个同龄女孩谈了段恋爱，我想看看对别人负责会不会改变我的生活状态。但是现在回想起来，我知道那时候我还没准备好组建家庭。我想要快活、更快活，还要再快活。我不管不顾，无论谁挡了我找乐子，我都给他推一边去。

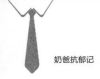

但是这样的生活方式总要付出代价，到了1996年，我的体重过轻，而且抑郁。我还记得我最好的朋友一遍遍告诉我我看起来多糟糕。他们都说是我女朋友害得我。确实，那段感情没有结果，但其实是派对、喝酒让我变成这样。感觉我们在互相欺瞒对方，像往常一样，我通过喝酒来缓解痛苦，不久之后我们就分手了。

我开始觉得周围的人在说我坏话。我不知道是不是自己在疑神疑鬼，但我知道我在伤身体。我开始为自己的生活感到难过，几乎不吃东西，日常参加派对的生活开始失控。我因醉酒、扰乱治安和寻衅滋事有了案底。如果我想毁了我未来的工作前景，我真是干得漂亮。必须要做出改变了。

我还挺幸运，在一份全国性的报纸上看到一份在西班牙的工作，面试地点在伦敦。我带上我父亲一起去了，以免我做出什么蠢事。我现在知道，我那天面试时其实想穿什么就穿什么，反正工作肯定会有。这份工作就是跟一个组织去销售西班牙的分时度假别墅，很快我就发现，这个组织其实是一群黑社会在运营。

一听到黑社会，人们总会想到一群身着黑色西装、头戴帽子、手里拿枪的人，但是这群黑社会不一样，我更愿意叫他们"主流黑帮"。这帮人将冰岛的分时度假别墅卖给因纽特人。我在公司待了一段时间，尽量遵守着道德，然后就溜之大吉。

其实也不是什么坏事，因为这份工作我开始有自信做推销，好像还挺擅长。其实也正常，我是个话痨，也挺友善，我就像为推销而生的。我回到家，有推销的技巧，也有悟性，很快就找到了一份销售的工作。销售代表需要穿笔挺的西装，我特别喜欢。而且，要是你工作做得好，你就能挣很多钱。

我真的非常擅长推销，我不敢相信，几年前我在那家糟透的工厂工作，梦想着开经理的车。现在，我有公司配的车，挣着原来三到四倍周薪的钱，工作时间有弹性，再也不用每天受打卡上班的折磨了，我好像梦想成真了。

同时，我也开始变得自信，我人生第一次学会了如何高效地倾听。正是这份工作让我知道，只要我想，我就能行。我喜欢跟来自各行各业的人在一起，他们给我带来不同的视角看世界。我现在圈子不同了，有时候会觉得老朋友和以前的生活似乎在离我远去。

我虽然很爱我的工作，但总觉得缺了点什么。单身几个月之后，我准备好跟其他人约会了。我一个人很享受，我也想找人跟我一起分享。

生活一切都安排好了，我即将遇见一个女人，她会是我生命的支柱。

第三章

遇见米歇尔

......

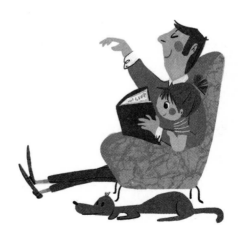

那是个周末，我回到布里真德，又见到了老朋友，回到了老地方，还是那个老酒馆，还是那个俱乐部……

刚走进去，我就看见了她。她有一双蓝色的大眼睛，吸引了我全部的注意力。她美得惊人，我忍不住满屋子找她，盯着她看，想要鼓起勇气跟她搭讪。反正最后我朝她走了过去，适时说了恰当的话，并且邀请她去跳舞。

这种场景简直不可思议，像是全世界都在帮你。我本来只不过想跟往常一样出去大醉一场，但是她出现了，整个世界都在撮合我们两个。

我们跳完舞以后就互相道别了。我当时觉得自己再也见不到她了，接下来的几个月，我的生活忙忙碌碌，根本没时间想七想八。

我跟一帮小伙子从土耳其度假回来，感觉世界又对我友善起来。他们回来以后都想径直去朗达山谷的俱乐部。虽然离我住的地方只有几步之遥，但我还在倒时差，只想睡觉。不过，最后我还是屈服了，不到一小时，我就在酒吧了。我很快就注意到一个女孩，她跟朋友坐在角落里，我立刻认出了她，但我不太记得在哪儿见过她，我一定得过去跟她聊聊……

她说她叫米歇尔。我瞬间就灵光一闪，想起来她就是我十个月前在布里真德夜总会遇见的那个女孩！遗憾的是，米歇尔没认

出我——也许我没给她留下深刻的印象，她给我留下的印象就明显很深！但我不管那么多，直接请她跟我跳舞。这次我不会让她轻易从我掌心里溜走了。我确保走之前给她留了地址和电话。米歇尔正打算跟朋友去度假，但她答应给我寄张明信片，邀我见面。

那晚一别之后，我每天都在盼着收到米歇尔的明信片。但是直到她快到家的时候，明信片才寄到。

收到明信片的几天之后，我们就开始每周约会了。米歇尔那时候念商科，忙着在大学上课，但我们总能抽空见彼此，就算一周一次也行。

我越来越觉得跟米歇尔亲密起来，我从没对别人有过这种感觉，越来越想见到她，每次相处短短几天根本不够，我想尽可能跟她待在一起。慢慢地，我不怎么跟朋友们出去瞎逛了，晚上和周末也不喝那么多酒了，并且我还挺高兴这么做，因为我知道这也让米歇尔高兴。

我们的感情进展迅速，我去见了她的家人。不久之后，我们就跟朋友一起去牙买加，度过了第一个假期。我记得我们在那儿度过了许多美好的时光，还有我最好的朋友埃尔伍德。我深陷在这段爱情里，越陷越深。很快我知道，我只想跟米歇尔共度余生。

　　度假回来以后，米歇尔直接回了学校，顺利拿到了学位。她在学习之余还打了三份工，成绩也很好，在我看来简直了不起。我从没有这么为一个人自豪，我特别为她开心。

　　看到米歇尔戴着学位帽、穿着长袍拿到学位的时候，我对这一切表示敬畏。我非常高兴能跟她父母一起受邀前来，看到她跟同学们一起站在那里，我就知道这就是我要与之共度余生的那个人。

　　我最迷恋米歇尔的一点就是她的独立。她很爱和朋友们出去玩，就像我喜欢跟我的小伙伴们出去一样。即使那时候我们已经跟我父母住在一起了，我还是每时每秒都想跟她在一起。但我知道给彼此私人空间很重要。我丝毫不想让米歇尔觉得我要控制她，但是米歇尔在某些方面想限制我：饮酒。

　　米歇尔讨厌我喝酒。我要她跟我一起喝酒，她就更烦了。这时候我会尽量远离她，每次听到她说她受够了，我就完全不想回家。她说因为我一喝酒就像变了个人一样。我像是被酒精控制了。我总是找借口越喝越多，最后就会引发争吵。

　　撇开她自己出去的话情况更糟糕。我离开家的时候想着一小时就回来，但是只要酒精一触碰到嘴唇，我就会完全忘记米歇尔的存在。我会忘记她还在家等着我，那时候还没有手机，她完全没法知道我在哪里，不知道我多晚回来。

不过，即使米歇尔不喜欢我喝酒，我们的恋人关系还是越来越稳定。很快米歇尔就搬过来和我同居了，这也是她第一次看我在家喝酒。她跟朋友出去的时候会喝酒，但是一个人在家绝对不会喝。但我不管身边有没有人都能喝。我喝醉了干脆就瘫在沙发上睡过去，或者想撑着走到床边，最后却睡在浴缸里。

米歇尔担心我迷迷糊糊醉酒的时候会忘记关火，最后把整个房子都给烧了，或者是做饭的时候切着自己，或者忘记关门。我虽然没这么做过，但是我始终我行我素，这令她担心。

不知为何，我仍然正常工作——每天准时起床去上班。我不再天天参加派对，但还是大抽大喝。也许我当时不知道自己是这个样子，但我确实需要烟酒助我对付工作。拿到销售佣金很难，有时候我的脑子还乱得嗡嗡响。如果我不过多思考，事情会变得容易些——喝酒让我放松下来。我一喝酒，那些负面思想和声音就会烟消云散。

我们还为此吵架。我不觉得自己酗酒问题有多么严重，以为所有人都这样，我只是合群罢了。但米歇尔知道我喝得远比正常人多。断片儿越来越频繁，时间也越来越长。有时候周末喝得太多，我几乎就像失忆一样。就算不跟朋友在一起，我一个人也会喝得酩酊大醉。

　　我觉得，自己不算个酒鬼吧？我没有对米歇尔生气，也没有威胁要打她。不过如果她要我早点儿回家或者让我少喝点儿，我就会说她无聊。她是对的，酒精控制了我，确实改变了我。我讨厌第二天早上醒来时完全忘记前一天晚上跟米歇尔说的话。

　　不管醉酒还是醒着，我都喜欢米歇尔在身边。她总是温暖如春，充满爱意，我就想跟她待在一起。我总是想象两个人的未来，有自己的家，有我们的小房子。我想得越多就越想实现这个梦想。

　　米歇尔大学毕业以后在一家大型公共事业公司开启了新工作，她在那里培训新员工，带领一支目标明确的团队。这份工作压力挺大的，每天都得面对别人的抱怨，但是米歇尔从没有抱怨过工作辛苦。这意味着我们合起来有了一笔不错的收入。应米歇尔的要求，我们周末开始去餐厅吃饭、去剧院看演出。多亏了米歇尔，我开始尝试从未接触过的新事物，而且很喜欢这些。我开始改变了一些看事情的角度，甚至有点儿喜欢我的工作了。由于努力工作，我在公司的职位越来越高，我乐于这样，因为这样我就能为我俩，为我们的未来攒更多的钱。

　　我们喜欢跟我父母住在一起，我父母开始视米歇尔如自己的女儿，但我们知道不能永远这样下去，我们计划找个新房子，但

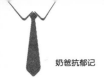

我需要先完成一件事……

我还记得1999年12月31日发生的两件事。"千年虫"在媒体上炒得火热，媒体警告我们，计算机系统即将崩溃，世界将停止运行。我想象着如果所有系统不再运行，这个世界会变成什么样子，没多久我们就会互相残杀！但事实上，没有任何异样，我们顺利步入了新千禧年。那天晚上，米歇尔穿着她的小小淑女玛菲特服装，我装扮成海盗，在几百人的见证下单膝跪地向她求婚。

谢天谢地，我的小小玛菲特尖叫着回答："我愿意！"

这是一年伊始的好兆头。我们都有很棒的工作，而且跟父母住在一起的时候花销也少。所以我们依旧设法去度假，还要给对方买些好东西。一切都好，只是我还是酗酒，米歇尔还是讨厌我喝酒。其实有很多次，米歇尔本可以离开我，但她没有。

最严重的时候，我一晚上能喝三四瓶酒。工作还是不轻松，但还有比工作更难的事……

年初的时候，我祖母因心脏病突发去世，这对我打击很大。我跟祖母无比亲密，她就像我妈妈一样。她非常爱我，我这一生中没遇到过第二个能像她一样爱我的人。失去祖父我已经很痛苦了，这让我意识到生命有多脆弱。

祖母去世使我痛苦异常，我不想别人知道我的痛苦，所以用喝酒来掩饰。我想假装什么事也没有，但到处都有关于祖母的回忆，脑海里还回荡着她的声音。

米歇尔尝试着帮我，但我不知道如何跟她诉说我的感受（祖母去世已经有20年了，我还是几乎每天都会想她）。

也就是那年我得到了一个工作机会——去中部地区做销售，而且收入颇丰。工作很难，但是我的老板对我不错，我觉得在那儿工作挺舒适的。因为我的观点很重要，别人会在乎我，我有钱、有时间去过我想要的生活了。

尽管我很爱我的工作，还是有一些问题要考虑：我真的要为这份工作离开家？我真的要放弃现有的一切，重新开始？

恰好这个时候米歇尔想要实现她环游澳大利亚的梦想。一开始我坚决反对，但后来我想起了自己曾经想环游世界的愿望，想起了欧洲大陆那场旅行给我的相当棒的体验，所以我不再阻止米歇尔。她工作一直很努力，值得享受一次休假。我知道我老板也会允许我休个假——我们越想这件事，越觉得应该结伴旅行，所以申请了签证，6月动身前往泰国巴厘岛，然后去澳大利亚待了几个月。

那真是美好的时光，回来的时候我再也不觉得害怕，而且强烈地感觉到：是时候开启只有我们两个人的全新生活了，该结婚了。

第四章

即将做爸爸

……

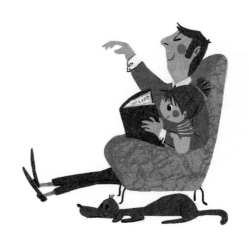

　　我们为了自己的新房存了一笔又一笔钱，感觉像是过了一辈子那么久，最终存够了买房的钱。本来的打算是米歇尔一考完试我们就搬离父母家，但是现在已经晚了3年！

　　有一栋房子我们只看了一眼——就是它了。这栋房子离我母校很近，在这里开启全新的二人世界简直完美。所以我们看了下预算，报了价，几周之内就搬进去了。

　　邻居都很友善，由于踢足球或者工作的关系，我已经认识其中一些人了。我去哪儿都能遇到熟人——即使是在澳大利亚，刚到没几天就遇到了几张熟悉的面孔。

　　两个人待在自己的家里的感觉真是太棒了。有几次我们其实可以住在父母房子里的一个房间里，但我们就喜欢待在自己的家。我们终于能在一起生活了，婚礼也提上日程……

　　2003年5月26日，我们在塞浦路斯举办了婚礼。就在同一天，我中意的足球队打入了英超联赛！这真是个特别的日子，有两件特别的事情发生（有意思，涉及足球的事我都能记得）。

　　我永远都会记得米歇尔穿着婚纱的样子。她美极了，我被迷得神魂颠倒。那一刻，我觉得能娶她是我的福气。

　　我们度过了一个美好的夜晚，边喝酒边聊天，一直就着卡拉OK唱机唱歌，唱到酒店都快没人了。我太开心了，周围有家人、有朋友。我更开心，那天我跟米歇尔离开大家，开始了我们的婚姻生活。那天的一切深深地刻在我的脑海里，真的，那是我一生中最美好的一天。

那天晚上和米歇尔待在一起，我知道我想要一个家。我好像是突然意识到了这一点，我以前从来没有想过要孩子，但现在真的想要孩子了，而且这让我兴奋不已。我已经28岁了，做好了当爸爸的准备。我有些朋友已经为人父，而且看上去挺幸福。我一生中很少百分之百确定要做什么，但是孩子这件事，我发自内心地想要。

我和米歇尔一直在讨论要个孩子，我们都很期待，要开始建立小家庭了。我没想到来得这么快，短短几周，米歇尔就怀孕了。

那天晚上我们已经买好了电影票，发现这件事时兴奋得有点晕，但还是去看了电影。我们走回车里时完全不记得电影放了什么。我想我俩都是又激动又紧张，太惊奇了，我们很快要做父母了，真让人不敢相信！

我花了些时间来消化这个消息。之后两次孕检都是阳性，我们准备好迎来生活的改变啦！

我们设法耐着性子等待，保证孕早期情况一切正常。然后在第一时间告诉我们的父母。双方父母一听到消息都很震惊，但是我敢肯定他们也开心极了。

接下来几个月，我们都很享受期待宝宝出生的过程。我们完全准备好了，没有担忧只是对一切兴奋不已。

新生儿需要的东西太多了，我们想保证万无一失。所以我们做了些改变，还存了钱。我也改变了自己。这么多年以来，我第一次成功戒烟。米歇尔那么强烈地反对吸烟，都还是不得不容忍我！所以宝宝的到来确实改变了许多事情，我俩都不想有一个我这样的烟鬼待在孩子身边。（米歇尔绝不允许我在室内抽烟，戒烟以后，至少天冷的时候我不用跑去外面抽烟了！）

有些夫妻不想提前知道宝宝的性别，但我们很想知道。米歇尔总是跟我说，我们的第一个孩子会是个男孩儿，20周的产检后，我们知道她是对的。我简直不敢相信，欣喜若狂——我一直想要个男孩儿，我等不及要和他做一些父子才能做的事了！

未来就在眼前，触手可及。但是狂喜之后，我的心情突然有点低落。未来可能出问题的地方太多了，比如我开始担心宝宝能不能健康出生——这是我最害怕的事情。

我们保留了20周超声波扫描的照片，米歇尔怀孕期间我都把这张照片放在钱包里。之后的几个月我肯定数次给别人炫耀这张照片，不管遇见谁我都要塞给人看看。能看到米歇尔正在孕育的小生命的照片对我来说太神奇了，真是奇迹。

一切看起来都很顺利。我们拥有了想要的一切：婚姻、家庭，还有一个即将诞生的男孩儿。

几周过去了，以前晚上出门喝酒的我现在也不出去了，跟米歇尔两个人窝在沙发上看DVD。我们参加了当地医院的产前班。但是说老实话，我啥也没学进去。虽然我们在那儿遇到了一对人很好的夫妇，但我只想赶快离开教室。可能是重回教室的感觉让我抓狂，我发现集中注意力很难，我越担心就越难集中——如果分娩出了问题我都不知道该怎么办，如果我错过了一些重要信息，救不了我的孩子怎么办？也许我是个糟糕的爸爸怎么办？

之后，我课后无数次许愿我上课能多学会一点儿。

并不是因为我不感兴趣，我只是没法在此处赘述护士教的东西。基本上都是生产的好的方面。她告诉我们产房什么样，告诉我们分娩前该做哪些准备。

我还记得他们给我们看了分娩的视频，简直不可思议。我那时候不知道会是这样，不过那是我最近距离观看自然分娩的一次。如果我那时候知道剖宫产，我估计也会想看看，因为这才是全面准备。但是，当然，我那时候不知道。

课堂上完全没有提到生产创伤、紧急剖宫产或者产后抑郁。

最后几周的等待很煎熬：等待、等待、等待，购买婴儿的衣服，等待又等待，贴墙纸，继续等待……

等待太难了。我努力克制不喝酒，但是熟悉的渴望感觉在我脑子里盘旋。有时候我会在家喝一两瓶，但是绝不多喝。我做得还不错，从始至终一直在家陪着米歇尔。好吧，是大部分时候……

有一次我做了同事的伴郎。我跟婚礼引座员狂欢了24小时，剩下米歇尔一个人在家，挺着大肚子，紧张地担心早产——这种时候我做得不好。

这件事之后我觉得事情改变了。不只因为我很后悔，更是我觉得是时候要长大了。我知道我想成为一个最好的爸爸，我已经在勾画蓝图了——有个孩子会怎样，我要把他抱在怀里，逗得他咯咯笑。很快我就能带儿子去踢足球了。我开始在心里默默计划，我只是想要他生下来，这样我们就可以慢慢了解他了。

但是，开始计划以后，我就越来越担心。我知道我们需要足够的钱才能养好他。我开始思考自己的工作。我是一个销售员，压力如影随形，我讨厌达不到目标的感觉。我感觉被困住了，我知道我不能辞职：我必须不断努力工作，必须不断达标——宝宝和米歇尔都靠我了。

我决定要再做一些改变。我们不能再来一场说走就走的旅行了，我们不能想买什么就买什么了，我们不能再在剧院虚度一晚上了，我们即将有一个新生儿要照顾，这可是个大工程。

　　还有些事让我担心，人们对待爸爸的态度发生了巨大的变化。我还小的时候，我爸爸要思考如何抚养宝宝。现在，当爸爸变得更复杂，事情更多，肩上的责任更重。我爸爸年轻的时候，他只要工作养家就好了。但是如果我也这么做，似乎就不够了。我想要做所有的事，当然，我也想要陪在我家人和孩子身边。

　　我想要更多地参与进来，照料儿子。我感觉我要做得更多，比前辈更努力。

　　我爸爸没有看到我的出生过程。别人叫他待在家里，我妈妈自己一个人去医院生了我。我爸爸后来打电话给病房，别人告诉他生了个儿子。他们那时候就这样。我祖父母当时在利物浦，也没法陪妈妈。我觉得妈妈生产时很孤独，但我妈妈说像是在公园里散步那般寻常！那时候，社区就像个大家庭，人们很团结，彼此照应。

　　我发现我越想孩子，就越会想起我爸爸。我如何才能做得跟他一样好？他是个好爸爸吗？或者他只是做了那时候人们都认为该做的？你怎么才能正确衡量呢——怎样才能做一个好爸爸？

　　我只是知道我想做世界上最好的爸爸。我准备好了当爸爸，准备好迎接挑战。我觉得我已经过了为周末欢庆跟朋友出去玩的日子了，我现在想要的更多。我准备为家庭而活，我肯定我们做的是正确的，我从没有一刻觉得选择要孩子是个错误的决定。

　　预产期前不久，我们有位好朋友在18周左右失去了孩子。这是我们经历过的最艰难的事情，一边看着朋友惨遭不幸，另一边因为米歇尔怀孕如此兴奋。当然这不可避免地让我们很担心自己的孩子，害怕事情有变。多少个不眠之夜，多少次慌张和压力，但是几周过去了，最激动人心的时刻到来了……

　　11月，米歇尔的预产期终于到了。我们计划详细，行李都收拾好了，就等着米歇尔的肚子有动静了。我是销售代表，基本上是个自由职业者，所以能自行安排几周假期，而且我们已经存够了钱，能平稳度过接下来的几周。

　　生产的时刻到来了，感觉很特别。如果是拍电影大片，这一幕一定会是猛地冲出办公室。但是这次不同——我至今历历在目：我当时在一家超市，马上就卖出一单了，正要跟顾客说再见，我的手机响了……

　　是米歇尔。她那时候特别冷静，只是叫我回家。我内心深处知道，就是现在了。我到家的时候，米歇尔正在喝茶，耐心地等我。我们稍稍拖延了一会儿，为了确保是真的快生了——而且《东区人》①还没放完，米歇尔不肯走！别管《东区人》了，我都快激动死了！我赶紧跟我妈妈说了这件事，米歇尔的妈妈已经在我们身边了，所以我们一行人一起来到了医院——居然还看完了《东区人》！

我不敢相信这一切终于来了，我们要有个宝宝了！我知道我内心有一点点害怕，但是总的来说，我开心得不得了。我觉得这是我们生活的新篇章。

不过，如果生活（以及《东区人》）教会了我们什么，那就是事情不总会按计划发展……

_____

① 一部英国肥皂剧。

第五章

难熬的等待

......

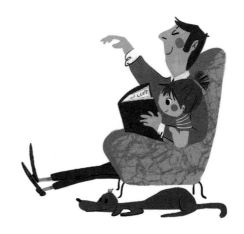

我们顺利到达医院，那儿离我们大概只有两英里远。他们肯定米歇尔快要临盆了，所以直接带我们去了病房，我们就在那里歇下了。

我太兴奋了，但是突然开始有点儿紧张。我不知道之后会发生什么，努力回想产前课上教的东西，但大脑一片空白。护士进来了，她叫米歇尔穿上罩衣，然后检查了一下宝宝的位置。

我们都希望生产不要花费太长时间。米歇尔的姐姐进出产房只花了几个小时。但是护士跟我们说得等等：米歇尔已经开始分娩了，但是宝宝还没动静。我早该知道的——米歇尔干什么都会迟到，我猜儿子继承了他妈妈的特点。

我们聊了一会儿天，听着收音机里的土味情歌。即使是现在，我听到那些歌时还是会想起那个晚上，我们就这么等着儿子出生。

我给大家倒了茶，打电话给朋友告诉他们进展如何。就在那时候我看到了他……一位老朋友沿着走廊摇摇晃晃走向我，他看起来糟糕透了。我告诉他我在等我儿子出生，他祝我好运。

我们是老朋友了。他跟我一样，做疯狂的事情出了名。我记得有一次别人激他，让他赤裸着去酒吧点一品脱酒，他二话不说就去了。他跟我一样，都是酒鬼。但他的身体受不了了，他因为喝酒在鬼门关走了一圈，住进了医院。

那是我最后一次见到他。那个晚上——那次会晤——至今让我感慨。我知道我回去等米歇尔的时候变得更焦虑了。我对产房里的状况一无所知，抿了一口茶试图镇定下来，但内心还是有点儿慌。我需要看到事情有进展，但是什么都没有。耐心这种美德压根儿与我无缘，所以我不能忍受坐在那儿干等。

我妈妈到了。孙子的到来让她异常兴奋。两个富有经验的妈妈（即将是祖母了）知道焦虑没有用，我们只能坐等。又过去了两个小时，护士告诉我们还得再等几小时。10个小时过去了，我们还在等。最后，他们让我们换了个房间继续等，然后尽量让米歇尔舒适一点儿。

我问护士情况怎么样了，但她什么也没说，只告诉我一切正常。我们只能继续等待。我感觉自己很没用，我想去陪着米歇尔，但是我什么都做不了。我不用去赚钱，也不用去买吃的，我什么忙都帮不上。我感觉自己就是个局外人。比我们后进产房的都已经推出来了，他们似乎都挺顺利，我不禁去想，这种好事怎么没发生在我们身上呢？

我们还在等。大约15个小时过去了，我已经筋疲力尽，情绪低落，只想睡觉。不过我不能这么自私，米歇尔现在一定很不好过，所以我不停地走来走去，跟人说话。我都不记得我说了什么，我只知道我需要保持清醒。我不理解为什么要这么长时间。我没料到会是这样。事情不太对劲，我对此深信不疑。虽然没有大声说出来，但我心里的怀疑在悄悄滋长。

那晚之前，我都不知道分娩可以持续这么久，米歇尔已经进去接近18个小时了，我紧张得心脏都要爆炸了。

我们到医院已经快一整天了。3名医生过来告诉我们，他们需要立即进行紧急剖宫产手术。我们没听到让人觉得安心和安慰的话，他们只是陈述事实。他们看起来跟我一样：难受，紧张，忧虑。我指望他们能给我安慰，但他们也无能为力。

我开始有点晕了，甚至担心自己马上就要昏倒了。我那时候没意识到我其实是惊恐发作。太可怕了。助产士看出了我的煎熬，准备帮我一把——但这让我觉得更糟糕了。我希望他们集中精力在米歇尔身上。我想，晕倒太让我尴尬了，靠着这个想法我才撑下来。我不想成为人们的笑料：那个男的在妻子生产的时候晕倒了。

我有些困惑。感觉像是别人抢走了我的理想。我自己幻想得很丰满，现实却很骨感。我曾想象着剪断脐带，妻子用力生产的时候握住她的手，我想要完整地参与体验，也是我爸爸所没有经历过的。但现在情况跟我想的完全不同，我简直闻所未闻——我一点儿都不知道如何应对。

我看着米歇尔，我知道她跟我一样担心。我的心跳得很快，本能感觉事情不太对。我不知道会发生什么，我很害怕，担心米歇尔和孩子。

我站在米歇尔旁边，感觉很虚弱，不知道该怎么办。有个医生递来一个袋子让我吸气。我讨厌失控的感觉，而且我更恨自己让米歇尔失望了。在我心中，我一直是米歇尔的护花使者。扮演这个角色让我觉得很安心，但当时那种情况下，我觉得自己很弱小。

他们推米歇尔进产房的时候她已经很虚弱了。我发自内心钦佩米歇尔应对这种情况的方式。我只希望能尽快结束这种磨难。我想要我们幸福，迈出医院大门，迎接光明的新生活，我们的宝宝盖着被子，安全地躺在婴儿车里。然后我就看到他们用手术工具割开了米歇尔的肚皮。

剖宫产是个大手术。但我不知道到底要干什么。可能是因为他们也没说清楚，或者是我当时太累了，我一直喘不上气，直出冷汗，心脏怦怦地跳得厉害，感觉下一秒就要没力气了。

全身心的恐惧让我想到一个可怕的事情：我的妻子和宝宝要死了。

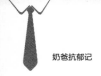

不知何故，我还是站着没有被吓晕。我不太记得接下来发生了什么。但是之后，我的儿子——我们的漂亮宝贝伊桑——平安出生了，当地时间2004年12月1日下午2时16分。整整分娩了20个小时，手术30分钟之后，他终于出生了。我如释重负。我真的以为米歇尔和宝宝会挺不过去。

这一切终于结束了，噩梦终于过去了。我听到宝宝的哭声——新生儿的肺活量不错嘛！我记得我当时全身酸痛，脖子后面的汗毛倒竖。

等亲生骨肉的出生等了这么久，人生第一次，他们把宝宝交给你的时候，你的情感会异常强烈。人们说那一刻你能体会到一种亲密和亲近感，令人惊叹。但是事实并不是这样，我一点儿都没感受到上述的感情。经历了这些痛苦，我感觉不到幸福，只觉得受到了欺骗，满心酸楚。这么长时间以来，我都期待着能抱抱我们的宝宝，但是他现在在我怀里，我却对他完全没有感觉。

第六章

崩溃袭来

......

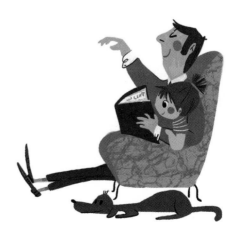

奶爸抗郁记

我没法忘记自己的经历。亲眼看着自己爱的人经历如此痛苦，这对我造成的影响是无法抹去的。我脑海里不断回放那个画面：我妻子被割破肚皮，伊桑从她身体里被拿出来，太可怕了，到处都是血。

未来我会了解到产房创伤经历，但是那个时候我对此一无所知。我唯一知道的就是，我看到的场景深深震撼了我，而且影响至今。一想到我妻子衣服下面鼓起的肚子有婴儿般大小，我就怕得发抖。再进产房重新经历一遍分娩这样的想法我碰都不敢碰，至今都很抵触。

我们要孩子的决定很迅速，简直是世界上最容易的决定。现在，我们决定再也不要孩子了，这个决定跟之前一样，又快又容易。我们俩都不想再经历那种痛苦了。我对未来的想法也改变了：我们这辈子只有一个宝宝——小威廉姆斯。

米歇尔生产后的几个星期里，我一闭上眼就能看见她手术时旁边托盘里的手术刀，看见它们切割米歇尔的身体、血弥漫开来的样子，记起那时候的种种痛苦。我能在脑海里清晰地看见、听见甚至是闻到那个场景里的一切。

我等宝宝出生那天等了很久，但是那天到来的时候，我却心生厌恶。

我不喜欢米歇尔躺在那里，虚弱、渺小又孤独的样子。我也讨厌那种无助的感觉，一点儿用没有。我什么也不是。

我知道，从现在开始一切都不同了。米歇尔和我因为这次分娩受到了影响——现在我们必须要适应初为父母的新生活……

宝宝出生后的几小时我有些悲喜交加。我低头看着伊桑，把他抱在怀里，我什么感觉也没有，只觉得松了口气。他安全出生我真是很欣慰。母子平安太好了。我想感受第一次抱着儿子的那种喜悦，但是我只觉得终于解脱了。

我看着米歇尔，她正躺在床上看着我们。我告诉她我很高兴宝宝没有遗传我的鼻子，那么大，那么瘦还弯。她哈哈大笑，然后叫我看看宝宝的耳朵，他的耳朵很小，不像我。我俩都因此松了口气，宝宝要是继承了我的鼻子和耳朵，简直不敢想。

我当时的焦虑少了一些，然后想起来要感谢医生，他们太棒了。我把手伸过去感谢他们，这是我唯一知道的表达感谢的方式。尽管我还是觉得很生气，但是我知道他们已经非常了不起了，他们保护了我的家庭，对我来说意义重大。

米歇尔接过伊桑的时候，轻轻摸了摸他的脸，好像不太清楚她抱着的是什么，然后让他更贴近自己的肌肤。她在那里安安静静的，好像不知道如何消化发生的这一切。我们回产房之后我告诉米歇尔我想进城，打电话给大家报告喜讯。

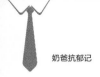

"拜托了，不要走，"她只说了这几个字。

她没说为什么，但我知道她需要我的陪伴。需要我在她身边。事情有些不对劲，好像她内心发生了一些变化。那时候我以为她是因为生产身心俱疲。我以为这是新手妈妈的常态。所以我一直陪着米歇尔，直到护士让我去休息。

我离开病房，只想去喝杯红酒，再来几杯啤酒。我跟自己说，这是庆祝儿子的出生。但是内心深处其实我知道我需要用酒精来麻痹自己。我还是清晰记得我看到的场景，我想把这些画面从脑海里抹去。我简直不能想象米歇尔经历了这一切是什么感觉。

我不能再想下去了，所以在回家的路上，我径直去了当地一家商店买了些酒。

我把钥匙插进门锁里的时候突然觉得我们的房子孤单空荡，而且漆黑一片。我前脚刚迈进门，马上就觉得我没法在里面待下去了。我走出去看到邻居家里的灯都亮着。我敲了敲他们的门，告诉了他们这个好消息。

他们邀请我进家，我们喝了杯酒，这让我松了口气。我不停跟人们说孩子一出生很多事就变了。我之前去他们家是为了喝酒，但这次我感觉自己变了个人。我现在做爸爸了，这意味着什么。我离开他们回家睡觉了，梦里还在不停地思考做爸爸的责任……

　　我睡着了一会儿，但是这一晚并不安稳，早上起来以后我还是觉得很累。那时候正处于12月，房子里很冷，而且空荡荡的。一切感觉就像做梦，每件事都很奇怪，变得重要，因为我是第一次以爸爸的身份做这些事。

　　我迫不及待赶回医院。现在最重要的事情就是保证母子平安。但当我走进病房，我看见米歇尔坐在椅子上，双手紧抓着扶手，呆呆地盯着前方。伊桑睡着了，小手攥成了小拳头。米歇尔看见我就说她没法睡觉，病房里有个女人一整晚都在打呼噜。她跟我说她想跟我回家，睡在自己的床上。但是护士说剖宫产后米歇尔至少得在医院休息3天。

　　休息？！

　　这个房间里满是哭闹的婴儿和打鼾的妈妈。我妻子怎么在这里休息？我以为他们会安排她住在包间里。毕竟，这个病房里的大多数妈妈都是正常分娩。米歇尔不是，而且她至少快48小时没合眼了。

　　她检查伊桑的时候我跟她聊天，但这对她来说已经是一种负担了。她脸色苍白，精神崩溃，不像我的米歇尔。她当然累了。她经历了如此的痛苦，早已筋疲力尽了。但我当时觉得其他一切正常。

　　护士问我要不要给伊桑洗澡。我有点紧张，但她告诉我该怎么做，甚至主动提出要帮我们拍照记录这一刻。我还保留着那张照片，我跟伊桑在一起，我抱着他，满脸都是害怕和初为人父的爱意！我还不能完全感受到这份爱多有力，但在内心深处，我想我知道这个男孩将成为我们生活中最重要的人。我给他洗了澡，擦了粉，还给他穿上尿布——这是未来无数条尿布的开始。

探视结束后，米歇尔问我今晚是否会回来。她看起来很迷茫，依赖我，这不像她。她一直是那么坚强和自信，我不认为有什么东西能击败她，但这次不同，我想留下来。但是护士告诉我，我回家的话，对我们俩都好。现在回想起来，我知道如果我没有屈服，如果我那天晚上和她在一起就好了。

朋友和家人们听说伊桑终于出生了，都迫不及待来看望他。我可以看出这对米歇尔来说很难。她一直想装作勇敢，但内心却在哭泣。我猜每个人都觉得你有了孩子以后，应该在纯粹的幸福中手舞足蹈，但这并不适用于每个人，甚至不适用于大多数人。这种经历可能会让人完全筋疲力尽——耗尽身心。你越是试图隐藏自己的真实感受，事情就会越难。

我知道我没有经历人们所说的那种感觉。我爱伊桑胜过爱生命，他比任何人都重要，但是他出生的时候，我并没有感受到那种铺天盖地的激动情感。他对我来说很陌生，只是一个我无法理解的小婴儿。日复一日、周复一周、月复一月，我渐渐爱上了他，就像你爱上任何人时一样。但是一开始的时候，这是很难的。我不知道是不是因为分娩过程太痛苦，但我开始怀疑自己是不是一个称职的爸爸。我有这种感觉是因为剖宫产吗？是不是和我出生前的恐慌症有关？是不是因为我太傻了，对鸡毛蒜皮的事情都要多虑？

　　我回想起整个分娩和住院经历，我想这对我们之后生活的方方面面产生了重大影响。医院绝对是一流的，工作人员完全按照规程做事。但我只是希望有人现在让我坐下来，告诉我我的感觉是完全正常的。我需要知道，很多很多人都是这样开始为人父母的。我需要知道我没有什么问题。但是从来没有人跟我谈谈这件事，从来没有人回答过我的问题。

　　产前课程会让你为生产做好准备，但在那之后，你就得靠自己了。要孩子会给生活带来深刻且巨大的变化，我不明白为什么我们没有得到更多帮助。感觉好像我们的分娩体验被人夺走了一样。

　　也许，如果我对剖宫产多了解一点，如果有人告诉我这是可能发生的事情，或者有人跟我说伊桑出生后，我可能会感受到矛盾的情绪，那么也许事情会变得不一样。但我永远不会知道了，因为我抽到的牌没那么好。

　　后来我发现，产妇陪护可以充当妈妈和护士的中间人，但我们当时从来没有得到过这样的帮助。或者可能是因为当时还没有。不管怎样，我们完全靠自己了。

第二天晚上我离开医院以后，决定要回我妈妈那儿住。我不想再回到空荡荡的房子里。那晚我睡得很好。第三天早上，我回家整理收拾，准备迎接伊桑和米歇尔回家。忙碌间隙，我打电话到病房问问伊桑和米歇尔好不好，那边说他们两个都很好。

但是当我回到医院时，我又发现米歇尔茫然地盯着病房。在我眼里，她一点儿也不好。我感觉这一点儿都不像我们生命中最好的时光。

我开始问自己：这不就是我们想要的吗？米歇尔不想要吗？她不是想当妈妈吗？或者，是不是只有我想这么做？

我坐在米歇尔身边，问她怎么了。我想试着找一些我能做的——帮得上忙的事。我不知道我想听到什么，但米歇尔说她感到害怕时，我很惊讶。我不知道还有什么好害怕的。分娩是很可怕，但现在已经过去了。不是说，我们生命中最美好的时光要开始了吗？

我不知道该怎么办，我想知道她是不是有什么事瞒着我。我和她说话的时候她看起来很好，但她不想让我离开。我离开病房几分钟，米歇尔就会慌得脸色大变。我知道伊桑安然无恙，这让我安心了一点儿，但是现在的米歇尔和前几天跟我一起进医院的她判若两人。

我的米歇尔去哪儿了？

第七章

米歇尔"正在消失"

......

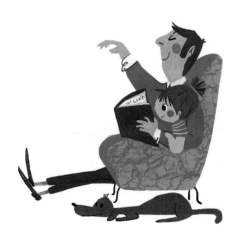

我带着全新的小家庭回了家。

米歇尔很安静。她只想回家，然后试着补上一觉。我们第一次将伊桑安顿在后座，静静地开车回家。我们俩谁都没有说话。

也许到家以后一切都会变好？

我记得走进我们两居室的小房子的时候，我突然想到我们需要一个更大点儿的房子来装衣服、婴儿车、婴儿床、宝宝用的浴缸，还有新生儿的所有装备。我关门的一瞬间感觉有点奇怪，这房子在我眼里好像一下子缩水变小了。

我们现在有责任全天候照顾一个婴儿，一周7天、一天24小时不间断。这是学校没有教给我们的，家里有一个新来的小宝宝，一切都变了，变得还很快。

前几天这栋房子安静且空荡，现在一下子变得喧闹起来，而且塞得满满的，感觉我们整个生活都受制于人了。

我们成为一家三口生活在一起，从那一刻开始我就察觉米歇尔不对劲。她做什么事都三心二意，好像什么都不在意。她异常安静，就像她在医院那样。她看起来跟我们活在不同的世界，但我总把这些症状归结为她太累了，从没想过还有别的可能。

我一直问她有什么我能做的，但她的回应不正常，跟以前不一样。她的身体语言最让我害怕：肩膀下垂，背部驼起，嘴角向下撇，好像她是个提线木偶，有人剪断了牵引她的线，她看上去马上就崩溃了。

米歇尔也不喜欢家里来访客。她几乎无法承受，我看得出来她只想让人们走开，留她一个人待着。每次有人来家里她都不舒服，她的声音低而且轻，回答问题很快，只答要点。有时候访客注意到这一点就会尽快离开；有时候客人留下来，米歇尔就会避开他们。总之，她变得越来越沉默寡言了。

最初几个月根本睡不好，我一般很快就能睡着，但是米歇尔总是辗转反侧。如果她睡不着，我也不会睡。可无论她怎么努力，就是睡不着。

有时候她感到害怕，会在大半夜摇醒我，然后问我各种各样的问题。我不知道要怎么做，我觉得自己让她失望了，感觉像是她想从我这里获得帮助，我却给不了。渐渐地，米歇尔好像变得多疑了，我跟她说的任何东西她都会怀疑。日子一天天过去，她越来越沉默，吃得越来越少，白天躺在床上的时间越来越长，晚上睡不着，也从不离开家一步。我多希望那时候我就像现在一样清楚其中的原因，但当时我并没有意识到分娩对米歇尔到底造成了多大的影响。

大约这样过了一个星期，有一天我们在我妈妈那里，健康随

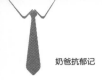

访员过来给我们做检查（这是给新手妈妈和宝宝的例行服务）。跟我们相处一段时间后，她说她很担心。那是我第一次听别人提起"产后抑郁①"这个词。

尽管我知道随访员是对的，但还是不太能理解，米歇尔为什么会抑郁？我们有漂亮的宝宝、舒适的房子，还有愉快的假期，她还想要什么？

健康随访员很肯定，所有的迹象都很明显，所以她让我们跟心理健康小组联系。心理健康小组？怎么会这样呢？我脑子里全是问题，挣扎不已。我不知道该怪谁——是我的错吗？难道她不想我们成为一家人吗……或者她只是不想要我？我有太多问题了，一个接一个，而且我还不能问出声。

心理健康小组的盖尔打电话过来，她坦率而坚定，理解我们正在经历的事情。她告诉我这种抑郁的感受米歇尔自己也无法制止。我本来希望很快就能解决，但事实并不容易。她告诉我们，她会在这里帮助米歇尔渡过难关，也会告诉我如何帮助米歇尔。

盖尔约好第二天来探望米歇尔，这样他们能面对面交流。听到这话我松了口气：这就是说，有一个知道如何帮助米歇尔的人

———————

① 原文Postnatal Depression，缩写PND。

要来了，援兵马上就到了。

很多人以为抑郁是可以很快重新振作起来的。他们和我想的一样，以为跟喝酒之后第二天情绪低落一样，或者跟周一早上不想去上班的感觉一样——觉得宿醉之后，你还是可以逼着自己工作的。但是，走出抑郁不是那么容易的，精神疾病从来都没有那么简单。

盖尔第三天又过来找米歇尔谈话，但是不允许我待在那儿。我现在觉得这种方式很重要，但在当时，我很难接受。

不管什么时候米歇尔有需要（次数还很多），盖尔以及另外一位可爱的女士苏都会出现。他们保证，一旦米歇尔觉得难受，马上就能有人帮忙照顾伊桑。日子一天天过去，尽管有健康小组的帮忙，米歇尔的情况还是越来越糟，所以我带着米歇尔出去买东西的时候，我妈妈就会过来照顾伊桑。米歇尔需要出去走走，换个环境。我们一直拼命攒钱，所以我让米歇尔疯狂购物，想买什么就买什么。她只是看着我说："这不重要，不会改变我的感受。"她的声音毫无生气，没有感情，似乎完全变了一个人。我熟悉的那个米歇尔在我眼前渐渐消失，我却什么也做不了。

我感觉自己失去了最好的朋友，只剩下一个宝宝，还不知道该怎么照顾他。

我一生中从没觉得如此孤单。

初为人父，我开始怀疑自己。我猜自己是唯一经历过这些的男人，或者说新爸爸。毕竟，如果其他人曾经历过这些，肯定会有人告诉我，是不是？

伊桑到来的时候我其实没有觉得事情会好起来——我知道不容易——但是我也没料到会如此糟糕。我希望遇到困难时我们可以一起解决，而不是像现在这样，彼此分开，彼此孤立。

米歇尔不希望我把她的病告诉别人，这让我觉得更加孤独了。她说别人会对她有看法，觉得她是个差劲的妈妈，好像缺了点儿什么。我知道事实远远不是这样，即使她处于严重抑郁状态，她依然是我知道的最有爱心的人。尽管生病了，她还是个很棒的妈妈，但我还是不能跟别人说。

所以我开始了新的生活方式，陷入了孤独之中。我很挣扎，每天都是脏尿布和半夜起来喂奶，感觉像是有座高山要爬，但是每进一步都会后退三步。

我很珍惜一些美好的事情和回忆：伊桑长出第一颗牙齿、第一次学会爬、说出第一句话……但日复一日照顾小宝宝让我日渐疲惫。

我们的家感觉不再像是个家，不再是一个开放地方，不再让人们走进拜访，而是变成了一个藏身之所。米歇尔会蜷缩在沙发或者床上，将自己和别人隔绝开。虽然我觉得孤立无援，但却不能出去，也不能邀请别人来家里，我甚至不能和米歇尔待在一起。

我们不知道米歇尔这样的状态会持续多久——几周？几个月还是几年？我们问了护士她什么时候才能康复，但没有准确的回答。她们说，早发现是个积极信号，因为有一些女性从未寻求或接受过任何帮助，终其一生都在阴郁中度过，无路可走。

我们很幸运有家人和朋友的支持。我非常感谢保健员和护士给予我们的帮助。要是在米歇尔生病的时候没有他们作为后盾，我真不知道自己该怎么办。

不过，尽管有了他们的帮助，事情仍然没有好转。

第八章

坠入深渊

……

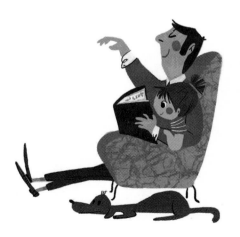

米歇尔和我试着顺其自然，试着接受我们的遭遇。圣诞假期临近，我们的压力越来越大，因为我们知道其他人希望我们参与庆祝。对其他人来说，这是一年中最棒的时节，但是对我们来说完全相反。我们家成了米歇尔躲避外界的藏身之处。而现在，也是我的藏身所了。有时候，我们不想摆出勇敢的姿态。有时候，我们走进家门，听见锁上门的声音后会想："真是太好了，可以安全地待在我们自己的小世界里了"。有时候，只有我们两个的感觉特别好。

我们试着在我们的小世界里尽力做好每件事。但是有时候，有的事太难应付了。如果米歇尔哪天心情不好，我就得试着让她也下床，每件事都会花费更多的时间。感觉就像我在照顾两个孩子，要把两个都弄起床，带他们出门。

我跟大家一样，生活也经历过起伏，但是我从没有体会过这种情况。以前，回家来到米歇尔身边就像天堂，而现在则像是给我定制的地狱。

有时候我来到卧房，会看到米歇尔躲在羽绒被下，蜷缩成一团。我掀开被子发现她哭得悲痛欲绝，问她怎么了，她也不告诉我。所以我只能坐在她身边，等着她恢复，等情况好转。但是永远没有轻而易举的解决方式，问题越来越多了。我们的生活陷入困境，停滞不前。

年轻的马克在夜总会遇见米歇尔的时候做梦也想不到自己的生活会变成现在这样。

我很绝望，有时候我会站在床边看着当地教堂的十字架，向上帝祈祷让这一切快点过去。

我看见别人在笑、在嬉戏，内心充满仇恨。我恨他们。我们还在承受着各种煎熬，他们怎么还能玩得那么开心？

我那时候经常哭，说出这个事实不会让我觉得羞耻，我内心深处的悲伤需要发泄出来。感觉我在哀悼失去的东西，哀悼我们本以为即将会拥有的幸福。

我内心觉得生活永远不会变好了，美好生活已离我们远去。但我还存有侥幸心理，希冀我们可以力挽狂澜，想办法找回梦想的生活。然而我每次看着米歇尔的眼睛，就感觉我们已经彻底迷失了。我们放弃了，这就是我们现在的生活，没有回头路可走。

圣诞节悄悄来临，我们立起了圣诞树，装饰起来，好似一切都正常。但我们只是假装而已——我们也只剩下假装了。以前圣诞节是我一年中最爱的时节，对我来说意义重大，但是这次不同。我不知道如何做一个好爸爸，或者做一个好丈夫。我再也不知道如何才能快乐起来了。

我讨厌那个圣诞节，我还记得其他人有多开心，那些灿烂的微笑、鼓鼓的肚子、充满爱意和温暖的祝福……这些我都没有。

我讨厌我的生活，无助，无用，一无是处。

我没有回去工作，我没法面对工作。而我们存下来的那笔钱也早用完了，债务开始不断增加，我们逐渐跟现实脱节。我什么都不想干，什么都不关心，只想逃离。

情况每天都变得更糟——精神、身体还有财务。我想继续前进，但是无路可走。

我们没有收入了，我不得不看看除了护士和保健员以外还有没有其他人可以帮助米歇尔。尽管很多人知道产后抑郁症，但是有这种需求的家庭没办法获得多少实用的帮助。谢天谢地，现在人们有专业的产后心理健康服务。但是2005年的时候，对于有需要的母亲、父亲和夫妇来说，几乎得不到任何帮助。

老天好像觉得事情还不够糟，圣诞节期间，我们得知一位很亲密的朋友去世了。几个星期前我在医院等待伊桑出生的时候还见到了他。我简直不敢相信，他只有36岁，人生才刚刚过了一半。我一直在想，如果他能得到需要的帮助，事情会不会不一样。

葬礼那天，米歇尔跟她姐姐在一起，这样我能放下家里的事。我一点儿都不想思考现在的情况。这样的话，我下午可以出去喝几杯，这也是我期待的。

我知道，当你觉得绝望悲伤的时候，酒精就是一种诱惑[①]。我那天可能喝了不止一桶酒。酒精帮我忘记了一部分悲伤，也就一两分钟吧。即使是如此悲伤的情况下，重新回到朋友的身边感觉还是很好。那一刻我感觉自己恢复正常了，我就是马克，不是爸爸，不是绝望的丈夫，就是马克。

我坐在酒吧里，目光扫过每一个人。我开始猜想，他们中有多少人像我一样悲伤。我一个个看过去，有多少人开始猜测我紧闭的大门后到底发生了什么？有多少人能想象出我和米歇尔到底经历了什么？

但我什么都说不出来，我们在这里，悼念我们的朋友，不过即使是这样，社交还得保持正常的样子。不该在这个时候，或者这个地方谈论我们的感受，从来都不该。我开始感到不安，好像我的表情会变得扭曲。我不想他们发现，尤其是通过这种方式发现。现在这句话听起来很蠢，但是当时我就是不想暴露弱点。我是个男人，我觉得自己不应该有那种感觉，但是我有了。我太清楚抑郁让人觉得无力瘫倒的感觉了，我讨厌这种感觉。

---

① 原文Siren Call来自希腊神话，塞壬之歌可以诱惑船只撞向礁石。此处指人觉得悲伤的时候，会抑制不住想喝酒，但是喝了酒也不能解决问题，反而伤身。这时候酒即是一种诱惑。

接下来几天完全是噩梦。我大醉一场回到家，还得照顾米歇尔和伊桑两个人。米歇尔说想让她妈妈搬过来跟我们一起住，方便帮她照顾伊桑，那时候我知道事情变得更糟了。

接下来的几天，米歇尔的情绪波动严重，所以我们寻求了帮助。她正在服用的药物不起作用了，她觉得不安和急躁，必须得吃安眠药。她说感觉自己的大脑超负荷了，一直在运转，几乎无法集中精力做任何事。看电影、看书都不可能，她就是没法长时间集中注意力。

我们知道新药大概需要2周到3周才能起效。这对米歇尔来说很煎熬，因为她相当疲倦，而且无法入睡。所以我们搬到我父母那儿住了一段时间，这让米歇尔感到安全。我们住在我小时候的房间，坐在我小时候睡的床上，一起透过窗户向外看。我们简直不敢相信才过去这么点时间。伊桑才出生4周，但是感觉就像过了一辈子。

2004年很快就过去了，我们期盼新的一年可以带来好日子。

我们以前总是庆祝并迎接新的一年，伊桑出生之前我们就计划好了今年的过年。伊桑跟我们的家人一起过新年，我们跟米歇尔的姐姐还有朋友们一起参加邻居的别墅派对。我们的邻居都很热情，并且完全不知道我们经历了什么。我们能彻底放松下来，

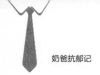

从而享受好时光，这真是太好了。

除此之外还有更棒的，那天晚上我再次见到了我的充满魅力的米歇尔。她像是起死回生了，重新焕发活力，又变得高兴起来了。因为在服药期间，她就没有喝酒，但是她看起来那么高兴，那样子好像跟我喝了一样多的酒。看着她，你绝对不会想到她正在度过人生最煎熬的阶段。她看起来无忧无虑，像是享受生活所给予的一切。那天晚上看着米歇尔，我的心里产生了希望，我猜就是现在了，也许这就是转折点了。我们经历了艰难的抗战阶段，现在战争就要结束了。派对结束了，我不确定会发生什么，但是我对明天早晨抱着乐观的心态……

然而真是不幸，不论我抱有多大希望，战争都还没有结束。新年到来还没过几个小时，噩梦又回来了，就好像从没有消散过。我没法告诉你这一切有多艰难。我的充满魅力的米歇尔回来了，但是只待了短短一个晚上。我还想着我们的生活将重回正轨。但是事实上米歇尔状态并不好，她只是强颜欢笑而已。

这就更糟了。我是唯一一个知道真相的人。在别人看来我们完全没有问题。他们看到的是一对幸福的夫妇带着宝宝，我们卸下伪装的一面却不为人知。

就像别人问我生孩子是怎样的，我通常会跟他们说好的方面，说一些我认为他们想听到的事儿。伊桑出生之前我跟爸爸妈妈聊天的时候也想听到这些。

但有的时候，如果他们真的想听真话，我会告诉他们我感觉自己受到了欺骗。我会告诉他们我们本来认为米歇尔会正常分娩，我想象自己握着米歇尔的手，剪断脐带，抱着宝宝。我期待着生命的奇迹出现在眼前，但是根本没这回事。

每个人都有自己的故事，有的令人兴奋又激动，有的令人疲惫又幸福。有人说他们十分兴奋。我听了他们的故事，就会想为什么我没有体验到这些。属于我的那份兴奋感哪儿去了？

米歇尔的病情迅速恶化，我开始担心她的安全。我想要我健康的米歇尔回来。我愿意付出任何代价，只要能让伊桑出生前的米歇尔回来。

尽管情况已经坏到我觉得不能再坏了，我还是不得不打电话给盖尔和她的小组，叫他们带米歇尔去医院。

我们从布里斯托尔米歇尔妈妈那儿回来时，她突然觉得自己撑不下去了。她说她感到害怕，全身都在发抖。我们在高速公路上，她说如果我们出车祸她也不在意，因为至少伊桑有其他人照顾。她最后说，如果这样反倒更好，她只希望摆脱无尽的烦恼和痛苦。

直到今天，我看到经历产后抑郁症的人那双空洞的眼睛，我就会想起米歇尔所忍受的人间炼狱。

看到她迷失到如此，我觉得实在太可怕了。米歇尔是个多么有爱心的人，乐于给予，但是这一刻，我感觉这样的米歇尔永远消失了。我害怕我再也找不回我的妻子，我全世界最好的朋友。

我找不到人帮忙。我不能告诉我朋友，因为米歇尔还想保守这个秘密。我也不能跟家人说我的感受，因为他们需要重点关注米歇尔。

我只能坚持，再坚持。

如果你发现自己有以下10个症状，说明你可能患上了产后抑郁：

1. 你比往常更容易愤怒，与周围的人的冲突次数在增加。

2. 更容易因为小事变得沮丧或恼火。

3. 你可能比平时更倾向求助酒精或者其他东西来获得舒适感。

4. 你的体重可能会大幅增/减。

5. 你可能会比平时更冲动。

6. 你可能开始有生理问题，比如头痛、身体酸痛或消化问题。

7. 你可能开始无法集中注意力去处理任务。

8. 你可能开始对原有的工作、爱好和个人兴趣失去兴趣。

9. 你可能开始感到矛盾，你感觉自己应该不是现在这个样子。

10. 你可能开始有自杀或死亡的念头。

双双抑郁

……

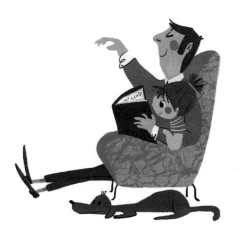

一月份不管白天还是黑夜都是阴冷、暗沉的，因圣诞节过后的冷清、漫长而痛苦。我知道我需要回去工作，坐在家赚不到钱！我们疯狂刷了很多张信用卡，圣诞节后的账单开始蜂拥而至。休假期间我没有资格享受国家福利，所以手头变得很紧。

一月底的时候，事情发展到紧要关头。一开始很正常——嗯，考虑到我们之前的经历，确实算是正常的。我们坐在那儿看电视，伊桑开始大哭不止。那时候我还不知道，这将是我人生中最漫长的夜晚。我们给伊桑换了尿布，试着喂他，试着安抚他，可他还是不停地哭。无奈之下，我们把伊桑放回床上，希望他能安静下来，然而他没有。我们不知道哪儿出了问题。这太可怕了。之后米歇尔缓慢地走向楼梯，转向我，面无表情，告诉我她要睡觉了。我看着她头也不回地离开。

伊桑哭个不停，都不带喘气的。如果你有过跟一个虚弱的宝宝待在一起的经历，你就会知道这有多难了。这么晚了我也没法打电话给别人，我站在那儿越来越觉得孤独，越来越有压力，这是我这辈子都没体验过的，所有压抑下来的压力和紧迫感猛地向我袭来。伊桑还是一直哭一直哭，我不知道我在干吗。我走来走去，心跳加速，最后双手抱头倒在沙发上。

我在发抖。我走进卧室叫米歇尔起来帮帮我。她却躲在被子下面不理我。我甚至想要把她从床上拽起来。我丢下她去看伊桑，他还是一直哭，我过去又给他换了片尿布，想着这样也许有用，但是根本没用。事实上，他最后尿了我一身，尿得到处都是——床上、床单上还有他的衣服上。我的压力倍增，头也开始痛了起来。我朝着他吼了一句："哭什么哭？！"我很生气，感觉自己已经怒不可遏了。

我离开他让自己走远些，希望这样可以使自己冷静下来，免得做些让自己后悔的事。我等了几分钟，走回去，抱起伊桑，搂着他。但是他还是哭。我本不想这么做，但我还是给他吃了点药，试着安抚好他。我无法想象再经历一次这样的事，我真的快绝望了。

我把伊桑塞进车里，然后开车去找我父母帮忙。我讨厌找他们帮忙，但是我现在别无选择。我现在处于最低谷：我无法照顾我的妻子和孩子。爸妈让我进门的时候我几乎不敢直视他们。我在半夜把他们吵醒，自己处在崩溃的边缘。

最后，他们设法让伊桑平静了下来，我们都断断续续地睡着了。第二天早上，我带伊桑回了家，并打电话给米歇尔的妈妈珍妮特。我告诉她米歇尔需要她的帮助。但是她工作和住所都在布里斯托尔，她没法就这么搬家，没法直接放弃工作，事情没有那么简单。

我跟珍妮特说话的时候，米歇尔变得越来越焦躁，最后从我手中夺走电话，她冲着电话大喊她需要妈妈的帮助。她还能怎么办呢？聊了几分钟之后，珍妮特同意过来跟我们住。

我永远无法忘记那时候的我有多么感激珍妮特。我们需要她的时候她来到我们身边，这对我们来说比什么都重要。她照看伊桑，这帮了我们大忙，这意味着我每天可以有几分钟的空当能放松一下，出去走走或者去一趟酒吧。

我酗酒的习惯有点失控了。米歇尔怀孕的时候，生活充满希望，我就努力严格控制饮酒。但是一旦压力开始堆积，我就有冲动想大醉特醉。情况如此糟糕，我无法控制自己不喝酒。但是问题在于，我已经把自己喝成了久经酒场的酒鬼，酒量也变好了。要喝到那种不省人事的程度，我还得灌自己更多的酒。

要是可以的话，我每天都会喝得酩酊大醉。只有一件事能阻止我这么做，那就是我知道米歇尔和伊桑值得我忍受艰辛。即使是在最黑暗的日子里，我依然坚信这一点。

不过如果我有机会跟伙伴出去的话，我们会尽力去玩儿。我们可不止喝醉了，简直是喝得一塌糊涂。我喝了点儿酒之后会变得情绪化，痛苦不堪，因此得了个"五品脱"的外号。我以前从来不这样。我是个快乐的酒鬼，随时打算做点儿什么，我是所有派对的灵魂人物。但是现在，这一切都不存在了。现在我喝几品脱之后就成了一个可怕、阴郁的人，第二天早上会变得更糟。我开始多疑，我看到昨晚在酒吧或者夜总会的人，我会想我有没有做什么让他们不高兴的事儿。我无法控制自己不这么想。我始终相信我烂醉的时候会做一些蠢事儿。我开始打电话给朋友，询问"另一个马克"的情况，看看昨晚我都干了什么。他们总是跟我说没什么，我甚至都不知道还能不能相信我的朋友说的话。我开始变坏，跟年轻时一样。只不过这次，我是为了逃避才喝酒。有时候我会变得更糟糕，只是为了逃离、摆脱现实世界。

我记得有一次我还试图跟门卫打架。我完全没可能打过他们，也许我只是想弄伤自己，这样才能忘记精神上的痛苦。我的大脑不受控制地急速运转，好像只有身体上的疼痛能缓解这一切。有一次我一拳打在沙发的木框上，这完全不是我的性格。最后我去了医院，手骨折了，缠上了绷带，这样就更难带伊桑了。

这样一点儿都不好玩儿。没有笑声，没有派对。现在酒精只有一个用处：帮我短暂地忘记痛苦。这只是没有办法的办法。第二天宿醉醒来，宝宝开始哭闹，现实摆在眼前，我会感觉比之前糟糕了一百倍。所以我每天晚上都想喝酒，一晚又一晚。我控制不住自己，我的弱点控制了我。我失去了自我控制力。喝了第一杯就会想喝第二杯、第三杯——喝到我能够忘记一切为止。

某种程度上我知道我需要停止酗酒，甚至完全戒掉。我很久都没有注意自己的身体状况了。所以我想着我可以试试健身。这好像是个好办法，我能发泄发泄，让自己不再这么死气沉沉的。

锻炼就像喝酒，一旦开始就很难停下来。我只要有空就往健身房跑。多亏了我容易对事物上瘾的性格，这次它终于有用武之地了。晚上在家里很枯燥，米歇尔因为抑郁症状态也很糟糕，我开始从食物中寻求安慰：巧克力、薯片、糖果……还有所有我能搞到的垃圾食品。我经常胡吃海塞，这倒不会让我感觉好一些，只不过经常跑健身房可以解释我为什么吃这么多。

我感觉我还是在追逐梦想中的生活，感觉它就近在眼前，只不过每次接近它的时候，梦想又被推远了。挫折接踵而至。等着新药起作用这件事儿最令人绝望——我们还得再等三到四个星期，并且期望状况有所改善，如果什么都没发生，我们就会再次陷入失望。如果一次又一次更改药物或者剂量，我不知道我们要如何应对。如果医生找不到适合米歇尔的药怎么办？如果她永远无法康复怎么办？

所有的问题我都没有答案，这让我感到疲惫不堪，一次又一次的失望耗尽我的精力，让我精疲力竭。

珍妮特告诉我，我们应该出去放松一晚，她来照看伊桑。我猜米歇尔的病情也让她感受到了压力。我从没有问过她的感受，我希望我问过，这一定给她带来了巨大的影响。抑郁不是只有生病的那个人能感觉到，它还会影响你周围的人。我嫂子他们不知道我们到底在面对什么样的困难，但是他们很关心米歇尔，担心她恢复进程缓慢。他们只是在那儿，只要我知道他们能在我们需要帮助的时候帮上忙，这对于我们来说就是一种安慰。

白天米歇尔的心情不错，所以我们在一家餐厅订了位子。米歇尔开车，这样我就能喝几杯了。感觉就像以前一样，甚至比以前更好。我又一次觉得我的妻子回来了。她甚至告诉我她感觉特别好，她说她跟一两个朋友说了自己的情况。这让我看到她有了很大的进步。她之前不想让别人知道发生了什么，但是她现在自己跟其他人说了。这真的意味着一切都在好转吗？我控制不住地这样想。

接下来的几天里，米歇尔比之前状态好多了，"她回来了"的感觉太棒了。我甚至开始计划回去工作了，米歇尔也这么想。

但是这个可怕的疾病已经夺走了我们正常的生活状态，现在还不想放过我们。米歇尔又一次病倒了。她开始每天只待在床

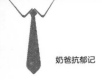

上。珍妮特和我试着鼓励她出去，但是她说她做不到。我感觉疾病像是歇了一会儿又回来了，跟以前一样可怕。

不过尽管疾病再次击倒了米歇尔，我还是得回去工作。我需要赚钱，我至少要试着找回状态，我要逃离现在这种没有希望的境遇。

我回去工作了，我很幸运，我的老板非常理解我的遭遇。他的儿子也在跟抑郁症抗争，所以他完全理解我的处境，并且欢迎我回来。

之前尽管我是单独工作，但是我的身边一直有客户陪伴，我很享受能够跟不了解我或者不知道我经历的人交流。但是我回来工作的时候发现我的想法完全变了。我之前工作的出色表现完全出于自信，现在我很紧张，失去了信心。我感觉我脸上就写着答案，人们一眼就能看出来我遭遇的问题。

我的每一根神经都在催着我赶快走。我离开客户会议没多久就去了最近的酒吧。我已经努力尝试了，但是我根本应付不了这一切。我感觉我现在跟米歇尔想的一样：我不想让任何人知道我的遭遇，我只想一个人坐在那儿喝酒。

我知道米歇尔和珍妮特要来接我下班，所以我叫他们待在家里别来，然后就关机了。我感觉周围的墙向我逼近，我被困住了，无路可逃。酒吧一家挨着一家，旁边还有个赌场。我把身上仅有的钱全投了进去，赌了一把，全输了。

我去了最后一家酒吧，既不羞愧也不悔恨，打电话告诉家里人我很安全。我叔叔过来接我回家。他当然看出来我喝醉了，不过他也知道我很痛苦。开车回家的路上很安静。然而第二天早上我开始紧张，我感觉我让家里人失望了，我看得出来他们对我很失望。那是因为他们不明白我为什么喝酒。但是我们社区的精神科护士说人在这样的情况下，有如此反应很正常，我需要发泄。米歇尔看得出我情绪低落，告诉我不要对自己太苛刻。她说我把事情说出来很重要，我想，喝酒就是我的表达方式。虽然这不是最好的方法，但我很擅长啊！

我体验到了抑郁症的影响，很严重、很黑暗，我根本无法阻挡。有时候我觉得我没事，有时候又不这么觉得。我感觉自己被困住了：我不想动，哪儿也不想去。我想跟米歇尔一样，躲到床上，但我知道我不能这么做。我必须撑起这个家，照顾每个人。

不管我怎么努力，我都没法回去工作。我没有信心再做推销，我不知道我还能不能再赚那么多钱。医院预约、护士探访，还有寻求帮助的电话越来越多，我们三个离回到正轨还有好远的路要走。我感觉我们永远都不会变成"正常"家庭了。

我有时会想无法应对这些状况也许是因为我不够成熟。我曾经包括现在，在很多方面都很孩子气。有时候，我确实也像个孩子。也许我不够成熟才没法应付这一切？感觉像是我没准备好承担责任，我们扣扳机扣早了，我们应该再等等。或者只是因为抑郁症控制了我，我才会觉得自己哪儿都有问题？

　　我开始展现出完全不同的一面。鸡毛蒜皮的小事也会让我情绪激动，我总是想一个人待着，尤其是喝酒的时候。我感觉我喝酒的时候身边最好没人，否则我会大喊大叫，还会与人吵架打架。别人不知道我出了什么毛病，我也不会告诉他们，我只是想用比较男人的方式坚持下去。我非常以及特别地希望能找人聊一聊，但是谁能理解我的处境呢？他们怎么会理解呢？

　　几个星期过去了，一切都很平淡单调，一切都变得灰暗。有一天，米歇尔的情绪达到了最低，我从没见过她情绪如此低落。我吓坏了，赶紧开车送她去医院看专家。我们不能再这样下去了，必须解决问题了。我们没法再撑下去了。

　　医生想让米歇尔住院，但我还不确定。他拿来文件让我们签字，我恳求米歇尔回家。如果我那时候有一点点安全感，我都不会阻拦她住院。但是我那时候都不知道自己在说什么。我告诉她，没有她我活不下去——我那时候真这么觉得。我告诉她伊桑需要妈妈。我说动了米歇尔，她跟我回家了。

我肯定是疯了，居然不听医生的建议，甚至不听米歇尔的想法。但是我没有想清楚，我真的觉得这么做才是正确的选择。我们走进病房，里面的人看起来空虚而且毫无生气。我一晚上都不想让她待在这里。我愿意做些别的事来帮助米歇尔，但绝对不是送她来医院。然后我想到去西班牙旅游也许能解决我们的问题。那里的温暖阳光和友善的人们能帮到我们。现在看来，我都不敢相信我对抑郁症的看法如此天真。

我知道，其实内心深处我是害怕一个人跟伊桑在一起，害怕没法应付他，还担心我会把事情弄得更糟。现在看来，我明白那时的我错了，我那时候很自私。

我们很快逃出了医院，一路上一直回头看，好像怕被人抓住一样。确实是我们在做决定，但是我不想让医生看见我们，然后试着改变我们的想法。我们径直回家打包行李准备去西班牙，但是我一点儿都不觉得兴奋和开心，我只是麻木了。

我们和父母还有外公一起租了个别墅，不管是买机票还是其他东西都直接刷信用卡。我现在需要其他人在身边，家人的帮助让我的压力减轻了一些。我觉得自己又活出了点儿人样来。享受生活中的小事很美好，比如说在床上吃早餐，甚至是坐在阳光下。我父母非常好，他们为我们做了一切，让我们觉得是真的在度假。我如此渴望爸爸的陪伴真是太有趣了，我期待跟他坐在阳台喝上几杯，两个"爸爸"一起喝酒。我的外公也跟我们坐在一起，我们就这么看着飞机从阿里坎特起飞。

晚上，我们沿着海滩散步，走着去高档餐厅。伊桑欣然享受着大家的关注，这个星期都笑开了花。伊桑有些懂事了，性格开始显现出来。看着米歇尔跟他一起玩耍真是太美好了，这是我见过最美妙的事情之一。我能看到米歇尔对伊桑无尽的爱，我知道她绝不会伤害伊桑。我很难过，因为她觉得自己不是个好妈妈。

令人难过的是这周假期要结束了，我们都知道会这样。要是继续待在这儿，我只能卖掉所有的家当。所以我们返回机场，我把伊桑抱在怀里，我以为我们会好的。我竟然相信这次度假能解决问题，幻想着我们也许都会变好。

我们上了飞机，从舷窗向西班牙挥手告别，回到了灰蒙蒙的英国。回到家以后，我们发现灰蒙蒙的天气也影响到了我们。变化并非突然，回国后几天，米歇尔的情绪低落了下去，我们不得不回到医院。

我没法忽略内心的感受，我又一次怀疑住院对米歇尔来说不是最好的选择。但是医生告诉我们他只想保证米歇尔的安全。

我们又看了心理医生，病房经理跟我们聊了聊日托中心。这个托管所看起来比我们那天见到的要好，完全不像我想象中《飞越疯人院》里的场景。

米歇尔被安排从下一周开始，每天去治疗四个小时。我看得出来她一想到这个就有点儿不安，所以我向她保证，只要她需要我在身边就随时给我打电话。

最后，米歇尔打算接受她需要的帮助。

|第十章|

苦苦挣扎

......

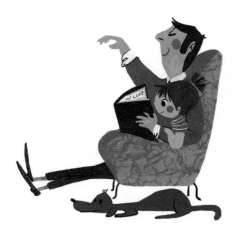

　　我们去日托中心的路上米歇尔一言不发，但是她跳进车里的时候却毫不犹豫。我们走进日托中心的时候，她一句话没说。我想她内心的恐惧开始发作了。

　　我们走进病房，其他人看见我们都表现得很友善、很开心，我拿起几本介绍抑郁症的小册子。他们叫我别担心，米歇尔现在安全了。我感觉有点怪，像是第一天送孩子上学一样。离开的时候很难，她被人领走的时候我很失落，像个迷路的小羊羔。

　　接下来几个小时很漫长。我一直看表，看看是不是该接米歇尔回来了。等待的过程我几乎无法控制自己。我回想起之前在产房等着米歇尔和伊桑的煎熬。时间终于到了，我飞速赶到那里。

　　米歇尔看起来还不错。她虽没有因为高兴或者其他什么开心地蹦起来，但她似乎镇定下来了，告诉我下一次她想去那儿待一天。听她这么说，我不禁心里燃起了希望。我也为她自豪，她正在康复，方向对了，她在找回自我。真是奇怪，医生的几句话就能彻底改变你的想法，当然，如果这些话是正确的。

　　接下来几周，米歇尔坚持去日托中心，还结交了一些新朋友。这些朋友身份背景各异，有各种症状，比如创伤后应激障碍（PTSD）、抑郁症和精神创伤。

　　那儿没有人患有产后抑郁症，但是这不重要，米歇尔没有因

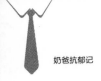

此受到质疑。她与别人玩棋盘游戏，参加互助回忆活动，跟所有人说话，也听别人说话，并从中学习调整情绪。

米歇尔在那儿学到了很多。她开始用情绪表来监测自己的情绪，记录下引发焦虑的原因。这让她和我都能够精准地找到问题，解决起来就高效多了。米歇尔开始坚持写日记，记录每日成就表，写下每天完成的任务。这些都有效帮她看到自身的变化。她只要回头看看，就知道自己进步了多少。

帮助米歇尔的那些人简直太棒了。他们在米歇尔身上倾注了大量时间，甚至跟自己家人都没有在一起待那么长时间。他们专注于帮助米歇尔走完康复之路。我本来还很担心米歇尔去那儿会受伤或者出点儿别的事儿，但是现在我知道这里对她来说是最安全的地方，米歇尔每周都有好转。

那里简直是天赐的好地方，我们对危机小组的医生、护士还有助工简直感激不尽。这样的地方应该越来越多，这些人在资源缺乏的情况下，工作完成得如此出色，他们应该得到更多的资助。

然而没想到，希望过后却是失望。

尽管米歇尔已经得到了这么多帮助，取得了这么多进步，但是我记得接下来的一个月是我们有伊桑以来最糟糕的时刻。一切看似很顺利，或者至少我这么觉得，但是突然间，世界都崩塌了。米歇尔开始有自杀的念头了。

我一开始都不知道，危机小组打电话来告诉我我才知道。我永远无法忘记那一天。周四下午我正开车回家，突然接到一个电话，对方说米歇尔情况不好，她发现自己很难应对事情。他们没有详细跟我说，但是我清楚米歇尔处于情绪最低谷。那人在电话里叫我尽快赶去医院。我到那儿的时候已经有两个护士在安慰米歇尔了。米歇尔看见我之后一句话不说，完全没有回应。

我吓坏了。我想找人问问到底发生了什么。我感觉自己迷失了方向。我坚持爱着米歇尔和伊桑，但我也只剩下爱了。

护士想要加大米歇尔的用药剂量，并且制订新的帮助计划。米歇尔不能一个人待着，得有助工或者珍妮特在旁边帮助她。威尔士那时候没有专门的围产期心理健康服务，但是危机小组保证米歇尔能得到需要的帮助。

米歇尔在医院的那段时间，我开始独自照顾伊桑。我发现每日斗智斗勇地照顾宝宝变得容易了。我很快就能冲好一瓶奶，给伊桑收拾好，然后带他出去。我觉得自己越来越有信心做爸爸了，甚至开始享受这个过程。几个月前，我根本不敢想会拥有这种感觉。我爱跟他待在一起，我爱他，越来越爱，一天比一天更爱。这份爱帮我抵制住了米歇尔正在经历的噩梦。

慢慢地，米歇尔感觉好些了。我们做了所有以前做过的事，日子一天天过去，她的情绪稳定下来了。但是即使是这样，我都不敢相信她完全好了。我们经历过反复，直到米歇尔好了，可以回家了，我才敢让自己抱有希望。

几个月过去了，米歇尔好多了。医生叫她慢慢减少用药剂量，她严格遵照医嘱。经历了那么多之后，她不想一下子减得太多，毁掉之前所有的努力。

米歇尔回家了，生活回归正常。我们一起度过了几天，又过了几周，不过感觉很难。因为米歇尔开始康复，我的情况却变糟了。

我的妻子回来了，我也觉得自己越来越像个爸爸了，但是我还在努力控制自己的抑郁情绪。我跟人说话还是不客气，总想发脾气，感觉都不像我自己了。我依然没有跟任何人说我的感受，关注点全在米歇尔身上，我想帮助她康复。

记得有一次回家，我看到珍妮特和米歇尔在玩棋盘游戏。她们一直在笑。虽然米歇尔玩得开心是件好事，但是我还是忍不住生她俩的气。她们一笑我就很恼火，我会直接上床休息，我感觉自己很孤独。

我突然想让珍妮特回家去，再也别来了。我知道有珍妮特在这儿对米歇尔好，但是我快撑不住了。我现在知道，这是我的问题。但是那时候，我只是觉得自己受到冷落，我不重要，好像无所事事。有这种感觉的时候我会觉得内疚，这么一来就更糟了。我为什么想要一个帮了我们这么多的人走开呢？就因为她们在笑！

我内心深处觉得自己不再重要了，我很高兴米歇尔重新做回了自己，但是我感觉自己没有以前重要了。我试着将这种想法抛之脑后，但是赶都赶不走。

我讨厌自己总是生气，我讨厌自己像个危险信号，感觉下一秒我就要大喊大叫和胡言乱语，然后与人争吵、打架。但是我好像不会别的，只能产生这种反应。

聊天气氛变得越来越紧张。老实说，如果生病后我们没有以前那么亲密，我们今天就不会在一起了。疾病每天都在考验我们，有几次我曾想我们还能不能撑过去。

米歇尔已经好太多了，产假也快结束了，她开始考虑回去工作。她还继续去护理小组，我们知道的，她需要慢慢来。但是她渴望抓住机会证明她可以。

她第一天上班回来我们在加的夫吃的午餐，我想看看这一早上她过得怎么样。但她面色苍白，似乎不想跟我有眼神接触。这么久以来，我第一次感觉没什么话要跟她说。她最后终于看着我了，我等着她说点儿什么，但是她没有。那一秒转瞬即逝，我们继续吃饭。我随便抛出话题，但是她一言不发。我想听她说说自己的担忧，想安慰她让她放心，但是她什么也没说，我也搞不懂发生了什么。

几年过后，我才发现尽管米歇尔每天都正常上班，但午休的时候她会跑去当地图书馆躲起来哭，每天都哭。

经历了所有这些事情之后，她每天这个样子，还能爬起来去上班，实在让我很惊讶。她太勇敢了。说老实话，如果是我，我会逃避，每天去酒吧，逃避情绪。

我恢复全职工作了。老板跟我说，等我好了，一切都准备好了再回来工作，但是我不想让他失望，我也不想让米歇尔失望。我只有在完成业绩后才能抽取佣金，所以压力很大，每一单都要成交。我想完成所有目标，证明我回来了，证明我很擅长现在的工作。但是照那时的情况来看，我什么都不擅长。过去的热情之火已经熄灭了，我跟客户的融洽关系也成为过去式。

我发现集中注意力越来越难了。自上学以来我一直很健忘，但是现在更糟糕了。我弄丢了钥匙、卡还有钱包。我把东西放在一个地方，然后转头就忘了放哪儿了，找东西要花上几小时。感觉我的脑子要炸开了。总是丢东西让我感到焦虑，因为我知道家里人会拿我开玩笑。他们很快就知道不能让我照看任何东西，因为我几分钟之内就会弄丢。

我还在苦苦挣扎，却无路可走。有一天上班的路上我遇见了一位老朋友。那是我第一次卸下了防备，我们谈到了产后抑郁症。他告诉我他妻子也得过产后抑郁症。他妻子无法睡觉，喜怒无常，但是他说她一两周就克服了抑郁症。"她很坚强，很快就振作起来了。"他说。我什么都没说，但是我觉得他错了。他妻子没有患上产后抑郁症。或者，至少没有像米歇尔这么严重。但是他一直在说的是所有新妈妈都会经历婴儿忧郁症。这不是产后抑郁症，根本不是。

我不知道他为什么要告诉我这些，这只会让我觉得更失败。我急迫地想跟与我有同样经历的人聊一聊。但是，他只跟我说一切都过去了，对他来说很容易，他妻子比我妻子坚强。

大概那个时候，我撞见了一位朋友的妈妈。我们已经认识多年了，她是一名护士。她之前曾看到我们从病房走出来，所以她已经猜到点儿什么了。我犹豫着跟她说了故事的一部分。我本来可以将我的经历和感受全盘托出，但是我退缩了。我现在都不知道为什么，但是我猜那时候我内心有一部分觉得所有的一切都是我的错。

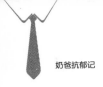
米歇尔抑郁是我的错，所以我没有跟别人说我的事。我觉得自己不配拥有良好的感受。

我现在希望那时候我能跟朋友说说我的抑郁的情况。但是那时候我找不到话题来表达，而且感觉像是背叛了米歇尔。我知道我的朋友不会批评我，或者是米歇尔，但是我真的不想让大家觉得她是个糟糕的妈妈。我其实应该认识到每个人都有自己的问题。我本应该信任朋友，相信他们不会批判我，但是那时候我没法这么想。

我试着继续工作，但是现在应对客户很难。我现在没耐心跟他们打交道，我感觉我都要打人了，我知道我遇到困难了。以前客户让我沮丧，或者很刻薄的时候，我都能应付。之前很多次，有人说了我不爱听，或者不赞同的话，我都能扭转局面，设法卖给他们东西。但是现在，我甚至觉得自己都不想跟他们说话。对于靠跟人打交道谋生的我，这可不是件好事。但是我就是忍不住想要远离他们。

因为手头太紧了，无奈之下，我们决定卖掉一辆车。但这只是一个短期的解决办法。我知道我必须找其他能带来稳定收入的工作以减轻家庭的压力，尤其是米歇尔的压力。所以我同时打三份工，赚得跟之前一样多，但是压力真的很大。我辞去销售工作，这感觉很糟糕，因为老板对我太好了，但是他大致了解我的遭遇，并没有为难我。

我们依靠一家人对孩子的照顾，努力维持着我们的家。又过了几个月，米歇尔回去工作已经有一段时间并且觉得舒服多了。尽管团队里没有人知道她正在经受什么，但是跟相熟的人在一起对她有好处。她在一家大公司工作，处理客户投诉和进行员工培训。这是一份压力很大的工作，强度很大，但我想她喜欢忙碌的工作，这意味着她不必考虑其他事情。

我找到了一份新的全职销售工作。虽然我没有了之前工作的使命感，但我赚得越来越多了。米歇尔也涨工资了，这意味着我们又回到了以前的生活水平。这下我下班回家就感觉好多了。我不再觉得自己毫无用处、没有价值，而是开始觉得自己做好了分内的事。

我们夫妻俩有时候甚至一起出去，一起散步，重新开始沟通了。这帮我们解决了很多问题。对于我们俩来说，走出去就像是一种特殊的治疗。有时我们会带着伊桑一起出去，我开始觉得我们终于成了正常的家庭。至少，那几个宝贵的片段让我这么觉得。

伊桑是个很好照顾的孩子。除了那一晚哭个不停，其他时候他都表现得很出色。他按时吃饭、睡觉，总是面带微笑。他就在我们面前慢慢长大，个性开始凸显，和他在一起是如此快乐。他在学走路，还会说几句简单的话。我听到他第一次说出几个词语时，简直幸福得浑身起鸡皮疙瘩。看着他成长真是太棒了。我喜欢当爸爸。我在工作中或者在家里遇到难题，总会试着想想伊桑，他是我的小救星。

伊桑完全没有意识到他出生后我们所经历的困难时期。他精力充沛，在学校表现很好，非常有爱心，善于交际。妈妈—爸爸—儿子的纽带是牢固而真实的，我知道这种纽带将永远保持下去。

毫无疑问，等他长大了，他终会明白的。当我们觉得他准备好听真话的时候，我们会告诉他的。我们明白，我们需要对他的心理健康问题敞开心扉，这样，如果他有和我们一样的感受，他知道可以来找我们谈论这件事。我想让他明白，无论他经历了什么，他都是被爱和被接受的。他长大后会知道我和米歇尔会一直支持他。我曾经经历过的那种沮丧和孤独，一点都不想让他遇到。

第十一章

学习心理健康新知识

......

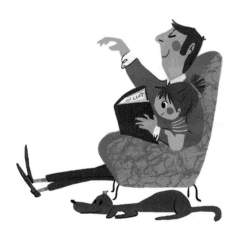

2005年11月，我们搬去了一栋更大的房子，靠近我爸妈住的奥格莫尔山谷，这会让我的经济压力很大，但不可避免。这下我再也不想搬家了。新房子装修好之前，我们就得搬出旧房子，所以我们去我爸妈那儿住了一段时间——我们把东西也塞进了他们的房子里。我们搬进新房那天，乔治·贝斯特①去世了。但不管怎么说，新家总能放得进足球！那时候，我们的债务堆积如山，但新房费用不高，正好帮我们稳住局面。

圣诞节要来了，米歇尔的情绪也稳定下来了。她一边服用药物，一边参加一些认知行为疗法（CBT）②小组会议。这似乎真的帮她打消了消极的念头。后来，她也教我用这些方法，真的很有用。我还没有正儿八经跟米歇尔说起过我的感受，但也许我不用说。她是我的灵魂伴侣，如果我不好受，她似乎本能地能感觉到。因此，她没有小题大做，而是教我如何换个方式思考我的一些负面想法。

2005年的圣诞节比去年的圣诞节好多了。我们有了一棵大大的新圣诞树，还把房子从里到外装饰了一番。我期待着全家团

---

① 英国足球运动员。

② 原文为Cognitive Behavioural Therapy。

聚，和伊桑过第一个像样的圣诞节。上个圣诞节肯定不算！那时米歇尔还没有完全康复，我也没完全好，但是短暂地忘记这些烦恼还是很容易的。

这个圣诞节，我们回想着过去的遭遇，思考重要的事情。我仍然担心自己的情绪，但在那几天里，我内心充满感激，米歇尔走出了黑暗，一步步走向光明。

圣诞的气氛萦绕在我们身边，直至新年。虽然发生了那么多事情，但生活中还有很多感受和以前一样。我感觉好像又有了一次机会，可以过上我梦想的生活。差点儿失去一生挚爱，有时我真的觉得我要失去她了。然后我又把她找回来了，这是我得到的最值得惊喜的礼物。

伊桑的出生真是充满戏剧性，改变了我和米歇尔。这怎么可能不带来改变呢？但是米歇尔逐渐康复，这些积极的方面也改变了我们。我有一段时间都是这样的感觉，那就是我不再只看重钱了。我开始严肃地思考辞去销售工作，做一些我一生中真正热爱的事情。我有家，有家人，我想通过这次机会做点儿有意义的事儿，是时候改变思路了。一张支票又一张支票地签发，我对这种敷衍了事的工作不感兴趣，我想做一些更有意义的事儿。

辞职后，我开始做一些志愿者工作。从许多方面都能看出来，搬回我出生的山谷是件好事儿。这意味着我可以参与到当地的社区中，我开始跟传奇人物斯坦一起经营温德姆男孩女孩俱乐部。

我永远不会忘记，小时候斯坦给我的帮助，我想回报他。我一直很喜欢待在斯坦身边，他总是那么积极乐观。现在他七十多岁了，对我来说依然是个榜样。俱乐部虽然因破旧需要翻修一下，但是这里依然是社区的核心所在。我非常清楚，对于那些没能继续上学的年轻人，他们生活多么需要一点其他的东西。

我喜欢帮助别人，助他们成就大事，我喜欢这种感觉。我渴望能多做些这样的事儿。我想到了米歇尔之前去的帮助小组，想到他们如何帮助了米歇尔。我也想像他们那样帮助别人。所以2007年，我在布里真德开展了一个社区项目。那时候媒体都在报道镇子里自杀人数居高不下。这些报道通常都耸人听闻，给布里真德区周围的社区和家庭带来的弊远大于利。所以我们的慈善机构希望给布里真德的年轻人一个安全的地方，如果他们需要的话，可以找到一些友善的人聊聊天。

我不知道这样有没有帮助，我也不知道我有没有能力实现，但是我真的喜欢上了这种工作。感觉就像找回了丢失的一部分，我开始做得更多，寻求获得更多资格，能让我更好地帮助他人。我无法忽略一个讽刺的事实：这么多年我在学校都过得头昏脑涨，还想着逃出产前班，结果现在我主动回到了学校。

我逐渐建立了自信，这让我开始无视一些负面思想，不再认为自己是个失败的丈夫和爸爸。最重要的是，我很享受我能给别人的生活带来改变。我们做的工作有了一些很棒的反馈。我和布里真德的孩子见面的时候，忍不住想到在他们这个年纪的自己。我觉得我年轻的时候曾无数次对自己失望，但是我知道我现在终于做了些能够让曾经的自己自豪的事儿。年轻的我成长过程中有些事儿没能做成，现在我想帮助其他年轻人实现成长中的目标。

威廉姆斯家族越来越壮大。事情总有些不如意的地方，但是这都是正常的。小伊桑长得很快。在他尝试新事物或者能够把控自己的世界的时候，你能看到他的自信心爆棚。最重要的是，他有一样珍宝，也是我和米歇尔都希望他能拥有的——沐浴在父母的爱中，充满安全感。

我真的很享受做爸爸，各方面都喜欢，我可以带着伊桑去任何地方。我喜欢跟他待在一起，工作的时候我会特别想他。跟他待在一起我就能把注意力转移到他身上。

米歇尔一直在努力变得更好。她不断学习，兼顾了做妈妈和妻子的两份责任。不管经历什么，她都能从中学习并有所收获。

我也在学习。由于米歇尔的病，还有我参与的青少年活动，我逐渐对心理健康问题产生了兴趣。我开始读有关压力和焦虑的书，然后将书里学到的知识运用到布里真德的工作中。读这些书对我自己也有好处，我那时候感觉还是很糟糕，有时候所有的怀疑都会蹦出来，但是有了米歇尔作为榜样，我一直在努力解决这些问题。我知道要想掌控情绪，最好的方法是自我管控。但是那时候我控制不了我自己，"自我管控"基本上意味着第二天早上宿醉。

这看起来不难，其实没这么简单。说实话，我那时候心里还藏着很多秘密。现在回过头来看，我觉得不可思议，我居然能在隐瞒自己的真相的同时，还去帮助别人。

现在我们表面上轻轻松松地度过岁月，但是内心深处，我知道我还有一些自己的问题需要克服。不过至少现在，我们很开心。

我的情绪依然起伏不定，我跟妻子一起做着我喜欢的事儿，跟我爱的人相处着。但是经历了这么多之后，我始终密切关注那些压力的症状，防止疾病卷土重来。有时候抑郁袭来，我会忍不住颤抖。有时候我会屈服，周末大喝一场，甚至工作日也会喝很多。

2008年，我们终于还清了堆积如山的债务，都是治疗米歇尔和我的病欠下的。现在，我们开始觉得自己是幸存者，不是受害者。我们的婚姻比以往任何时候都要牢固。我们面对了那么多事情，并且成功解决了。我认为现在没什么能够拆散我们了。

第十二章

再次抑郁

……

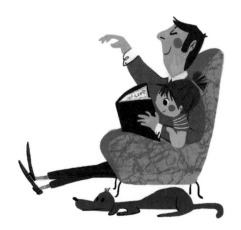

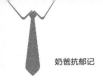

不管你有多开心、多满足，有时候，你总得考虑钱的问题。到了2010年，我就一直在考虑资金问题。我们有足够的钱撑下去吗？我享受专注正在做的社区工作，但是我知道销售工作赚得足够多。如果我改变方向，按我想的来，这就意味着我可能赚的钱会变少。我担心这会让我的家庭承受负担，会对我的家庭造成影响。

米歇尔已经赚的比我多了，这让我感觉很糟糕。也许是因为以前是我赚的比她多，现在我不再是家里的顶梁柱，这感觉还挺难受的。米歇尔像往常一样，试着让事情变好。她开玩笑，我就跟着笑，但是这件事儿确实对我有影响。我依然希望自己能够养家，因为我觉得男人就应该养家，做不到这点让我觉得自己很没用。

渐渐地，我习惯了这种感觉。生活就是这么艰难，我总觉得自己没成为最好的丈夫和爸爸。最后，我因为这种感觉垮了下来。

我现在很乐于谈谈我的这段人生经历，但是在曾经很长一段时间里，我是不愿意谈的。我并不是总能直面我的遭遇，随便找个人就可以聊聊自己的事儿。最终我学会接受一个事实，那就是每个人都会生病。我不相信世界上有人能永远完美地保持心理健康。不论我们选择将心事深埋心底，还是敞开心扉跟别人聊一聊，我们每个人都有这样或那样的问题。

我已经病了有一段时间了，但我还没真正接受自己病了的事实。我那时候在做销售，我对这个工作越来越不满了。我需要做一些让我觉得有价值的工作。但是我不能辞职，因为我觉得其他工作都不会给我这么丰厚的报酬。我真的很矛盾，不知道该怎么办。

有几次我根本不敢面对工作。我早上起床，穿好衣服，然后离开家去上班……这些都是做给米歇尔看的。我回家以后跟米歇尔撒谎，说我整天都在努力工作，其实我只是坐在车里，等到了时间再回家。我当时就是这么绝望。

我讨厌那种严重的不安全感。我没法强迫自己去工作，去挣钱。我那时候甚至没法告诉米歇尔我正在经历的一切。直到最近，我才能够敞开心扉，告诉米歇尔我在做什么。结果我发现她其实一直都知道我的情况。

有时候，我会漫无目的地开车，直到累了为止。有时候我会找个安静的地方吃饭，这样我就能思考了。最糟糕的日子里，我会去购物。花钱的短暂快感能让我高兴一点儿。但是所有的高潮都一样，来得快去得也快。快感平复之后，我又会感到痛苦。如果我花了太多钱，感觉就更糟了。我一直跟工作绑在一起，现在

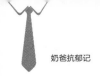

我没什么能依靠的了。我再也不擅长我原来的工作了。我不相信我现在在做的事，我也挣不到什么钱。

我知道米歇尔非常努力地工作，而我没法尽自己100%的努力，这让我觉得更糟了。

我知道这种情况有一段时间了。自从伊桑出生以来，我几乎都没有处理过自己的所有感受，我充其量只是在隐瞒情绪。我尽自己所能地支持米歇尔。

我试着借酒消愁，用社区工作欺骗自己，用家人的爱抚平情绪。但是我始终都知道，这些情绪早晚有一天会击败我。

患病之后，我发现跟别人坦诚地聊抑郁症变得容易了。但是如果有人问我抑郁是什么，我还是很难去解释。我觉得每个人对此都有自己的定义和看法。也许，只有你亲身经历了才会真正理解它是什么。对我来说，抑郁的感觉像是踩脚踏车，没日没夜，月复一月，不管我做什么，都下不了车。我感觉每件事都让人疲惫，每件事都需要很多努力，做什么都觉得还不够，我的生活让我无法体会满足的感觉。

我从没有想过自杀……但是我是否会走到那个地步，觉得自杀是唯一的解决方法呢？

不。我不能这么对米歇尔和伊桑，我们经历了所有事情之后我不能这么做。

我的外祖父在圣诞节的时候过世了。圣诞节那天我单独见他时，我就知道他只剩下几个小时了。从他的眼睛里我能看出来，他准备好离开我们了。我记得我回家的路上一直在哭，到家之后没有告诉米歇尔我看到了什么，也没有说我的感受。我不想毁了她的快乐时光。

第二天早上，外祖父就过世了。一直到葬礼过后，我的情绪才稳定下来。我记得我还担心伊桑这么小年纪无法面对自己爱的人离开，但事实证明，我应该担心我自己。伊桑一如既往地淡定。

因为外祖父很受爱戴，所以很多人参加了葬礼，表达他们的敬意。但这只让我更加深刻地意识到一切都是真的。外祖父的去世给我的心理健康带来很大的影响。之后妈妈跟我说她得了癌症，我感觉一切都崩塌了。听到这些话，我感觉有颗炸弹在脑子里炸开了。我开始往最坏的方面想。给我生命、带我来这个世界的女人要死了。我全身冰冷，对一切都麻木了。

她告诉我这个消息时，态度很随意，聊着天就说到了这件事，感觉就像是告诉我她感冒了。妈妈告诉我她很好，她从没有为自己难过。在妈妈癌症治疗期间，爸爸抱怨天气的次数比她还多。我猜她只是想保护我们，不想我们知道她经历的事情。

即使是这样，我还是受到了很大的打击。我在医院看到了很多不好的结局，我不想让妈妈经历那样的事情。我不是只为自己着想，这对每个人都有巨大的影响，我认为妈妈是维系这个家的人。

最初几周很难熬，妈妈像我一样，没有敞开心扉跟我们说自己的病。那是我第一次知道闭口不谈的话，别人是什么感受。这会让我对即将发生的事儿做最坏的打算。因为我已经感觉很糟糕了，我不可避免地往最坏的方面想。我脑子里一直想着事情最残酷、最坏的结局会是什么样。然后我就这么一遍又一遍地想着这些可怕的事。

妈妈要做手术了。手术前那几天，我几乎没办法忍受自己的担忧。我祈祷一切顺利，我已经开始经常祈祷了。

等待的压力很大，我记得我来回踱步，什么工作都做不了，什么事都不做。只是等啊，等啊，等着电话打过来。

我无法想象失去妈妈。现在不行，永远都不行。妈妈如果离开，我没办法填补上生活里的空洞。在经历了漫长的两年，做了很多次手术，又做了重建外科手术后，她终于痊愈了。

几乎没人能想象到，整个治疗过程中，妈妈有多么努力保持镇定和放松。我不禁想到妈妈有多勇敢、多坚强，医院的工作人员也这么说。妈妈一直到现在都给我们所有人带来了鼓励的力量。她乐观的生活态度帮助了很多人，也给我上了如此宝贵的一课。我明白了，无论生活中遇到什么挫折，你都必须战斗。

妈妈身上发生的事情影响了我的工作，自然也就影响了我的收入。我还在悄悄地买东西，试图从物质方面找到自我存在的价值，让自己开心起来。

事情变得更糟了，我又开始喝酒了。情绪积累太多，其他方法都不管用了，我只能麻痹自己的感觉。

那时候是一月。天气阴冷黑暗，我还在跟冬日忧郁做斗争。米歇尔和伊桑——我的灯塔，我的希望——就在我身边。但是我仍旧几乎没法工作，我发现即使没有疾病向我袭来，我还是会哭。这是我记忆中最糟糕的感觉。

讽刺的是，我的心理健康每况愈下，我的身体却达到了最好的状态，这可是我这么多年都没有过的。我很关心我的饮食，每天都在为黑带努力训练，还参加了威尔士跆拳道锦标赛，获得了35岁以上年龄组冠军。

但是我的心理健康不断恶化。我获得了冠军没多久，就觉得那种压倒一切的空虚感再次向我袭来。感觉就像购物带来的心情高潮一样，一旦高潮褪去，我的情绪会比之前更低落。这几个月以来的努力工作、好好吃饭、认真训练的效果就这么消失殆尽了。

我什么都不想做，这让我觉得很内疚。我开始回避别人，尽可能不去训练课，开始吃垃圾食品。我快要崩溃了。

我感觉我甚至不能表达自己，或者做简单的决定。维持正常的谈话都是折磨，更不要说完成交易了。我不仅毫无进步，还即将失去工作，丢掉公司的车还有工资。

我准备收拾行李离开奥格莫尔。我离开的原因很容易理解，我已经成了一个累赘。我不想跟任何人待在一起，尤其不想让米歇尔和伊桑看到我这个样子。在一个黑暗的日子，下午5点左右，我打电话给米歇尔，告诉她我再也撑不下去了。我径直去了寇依提诊所，这是一个成人心理健康中心。我只想住院，所以我去看了医生，我看到了熟人，开始慌张。我不能让任何人知道我的事，所以我转身就跑。我跑出了医院，坐在一棵树下抽泣。我只是想让大脑里的声音停止。我不知道怎么才能让这些声音离我远点儿。我想要答案，但我觉得我永远找不到答案了。我看着手机，看到米歇尔给我打了5次电话。我想给她拨回去，但是我做不到。我觉得自己是个彻头彻尾的失败者。

我都不知道自己在干吗，不假思索地去了布里真德一家爱尔兰酒吧，并且坐在角落里。我在那儿坐了5个小时。我认真思考需不需要跟米歇尔断绝关系。我不想这么做，但是我觉得伊桑由别人照顾会更好。那个人会关心他，养育他。

我不想回家，我不想回去然后再让他们失望了。

我在酒吧的时候开始和一个人说话，我不记得谈话的大部分内容了，我只记得他在说服我回家。

我不知道接下来发生了什么，接下来几天我都不记得了，但我知道我不能再隐瞒了。

第十三章

感到窒息

......

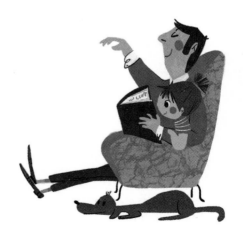

　　我不知道如何重新站起来，所以我把重心放在家庭上。

　　我跟米歇尔还有伊桑的关系支撑着我不要倒下，但我依然对未来感到不安。我经常觉得难过和沮丧，内心有股怒火在燃烧。糟糕的日子接踵而至，感觉再也没有好日子可过了。为了继续过日子，即使在这种情况下，我依然做出了跟其他人一样的选择——隐藏真实感受，脸上堆着微笑。

　　我还是想找份不同的工作，但情况跟以前不同了。我不能辞掉一份工作，然后直接去干另一份工作。米歇尔依然支持我，并且没让我觉得自己哪里不足。但是我已经习惯撒谎、隐瞒自己的感受，所以我也开始对她撒谎。我从来没有故意想要骗她，我确实不是有意的。但是即使我知道我不好，我还是希望她相信一切都很好。我依然想要保护她。她这么理解我，我还是觉得没有变好，我怎么跟她开得了口呢？怎么跟她说抛去表面，我内心还是很害怕呢？

　　不论我自己觉得隐藏得有多好，米歇尔更善于读懂我的真实感受。她太了解我了。她从未跟我对峙，从不给我施加压力，但是她很明显知道我在向她隐瞒真相。她只是想等我准备好了再告诉她。我想她感觉得到，那天就要来了。

　　为了摆脱这种感觉，我愿意做任何事。感觉就像是没完没了的牙痛，这一切都让人难以忍受。有时候我早上懒得去洗澡，然后就会觉得恶心。我不打跆拳道了，放弃了升黑带的机会。我吃得很不健康，因为焦虑让我胃痛，所以我靠含糖饮料和咖啡活着，想办法在家里偷摸着喝酒，又不被抓到。

米歇尔总是问我为什么其他人看不到我的这一面，我从来都不知道如何回答。我真的这么擅长戴面具，假扮一个逍遥自在的马克吗？

几周过去了，几个月也过去了，应付成了我的日常。因为我没法想象再恢复正常的感觉，我看不到任何出路。冬天来了，一切变得更糟了。我一去散步，脑子里就反复出现死亡和自杀的念头。不用再活下去的想法让我松了一口气。感觉像是我唯一的出路。如果公交车撞到我，我都不会在意。我一点儿安全感也没有，也不知道如何处理这些感觉。我想着各种各样的事儿，想着我要怎么做。这会让我想到伊桑出生后的那种感觉和当时照顾米歇尔的感觉。

我知道我需要看医生，我感觉自己已经要窒息了，我都没法坐下来看电视。我不回复邮件、短信和电话，我停止了一切事情。我觉得自己变得很陌生，已经不是以前那个我了，也不是未来的那个我。

有一天，我跟米歇尔一起上班，我的面具戴不住了，我努力想稳定、控制情绪，我拼命控制自己不要哭。米歇尔到目的地的时候，她感觉出来事情不对劲，她不想离开我。但是我跟她说一切都好，我让她走，然后就开车离开了。

我到单位的时候满头大汗，脑子里压力爆棚。我看到我的同事已经把顾客吸引过来了，而且卖得很好，我对此感觉很麻木。我知道那天是我销售生涯的最后一天了。我再也忍受不了了，再也不想干销售了。

我尽可能把车停在远离商店门口的地方，这样同事就看不到我了。我把车熄了火。我感觉内心深处异常空虚，肩膀绷紧，身体紧绷。我连下车都做不到，更别说去面对面给别人推销东西，遭人拒绝了。

我开始哭泣，根本停不下来。我知道我这种状态不能下车，所以我拿起手机，搜索"心理健康"。我找到了一个电话，想都没想就打了过去。如果对方接了电话，我也不知道我要说什么，但是我需要找人说一说话。电话响了几下，一位女士接了电话，她问了我几个问题，没有给我任何压力。跟她聊了一会儿之后，她叫我直接去看全科医生。我开车离开商店，远离我的工作，这让我感觉好多了。

我泪流满面，茫然又不知所措，我把一切都跟医生说了。真奇怪，到最后我没有跟米歇尔说，而是跟别人说了我们的经历。我告诉他伊桑出生的时候发生了什么，还有我的感受。其实事情已经过去5年了，但是那种感觉还是记忆犹新，我还失去了那么多人，失去了工作，感觉自己都不像自己了，这些都给我增加了额外的压力。医生跟我说我得了抑郁症，他给我开了一些温和的抗抑郁的药，给我写了一张病假条，这意味着我不用工作了。

　　我拿到了病假津贴，每周从政府那儿领60英镑，相比于工资大幅缩水，但是在内心深处，我知道这是条能走通的路。

　　我告诉米歇尔我不会再做那份工作了，说出来之后我感觉自己好多了。也许现在我终于能够控制一切了，但是这也就意味着，37岁的我，要开始新的职业生涯。

第十四章

"传染"的抑郁症

......

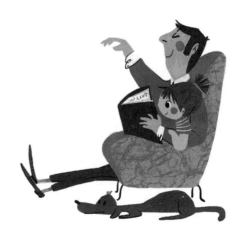

看医生回来后的头几天是最糟糕的。我只想躺在床上，不去面对这个世界，也不想面对任何人。我不知道下一步怎么走，也不知道我将如何解决问题。我记得第一天很可怕，我躺了几个小时，一动不动，伊桑放学回家，我抱着他。我们因为他遭受了这么多痛苦，我试图找到一些坚持的理由。

我越想康复，渴望的心情就越急迫。我的大脑像在逗我玩儿一样，我觉得自己在好转的时候，就会有一种感觉，自己永远都不会康复了。有时候，我感觉自己要屈服了。我很虚弱，我觉得自己永远也没办法恢复了。

我开车去布尔奇山，那儿离我家只有5分钟的车程。我会站在山上，眺望着波斯考尔附近的海。不管天气如何，我看那片景色的时候，心里总是灰蒙蒙一片。我独自一人站在悬崖上，想着这些感觉什么时候才能停止。

我没法想象，我觉得没人能够应付我的情绪波动，冲动的想法也不断出现。我害怕我自己，也害怕周围的人。我还没有自杀计划，但是我不能保证我就不会自杀。我这么冷静地思考结束生命，我感觉不对劲，但是我再也认不出我自己了。

如果我能喝得不省人事，我早就这么做了。我想抹去全部感觉，但是我从来都没法停止想我的家人。我从没有停止信任他们，这让一切更糟了。知道这一切，知道他们多么相信我，让我更加恨我自己。

我不能永远逃避现实。我接到一位女士的电话，她问我下周是否要回去工作。我说我不确定，她又问了我一遍，好像我答错了一样。所以我就告诉她我永远都不会再回去工作了。我就是没法面对，我已经抵抗很多年了，是时候停下来了。

做出这个决定能帮我全面且正确地看待其他事情。好像承认自己出了问题能帮我更好地控制并解决问题。从那时候起，小小的改变就促成了关键的转折。

没有了起床和工作的压力，我觉得我能更好地照顾自己了。我知道起床洗澡不是为了准备出门工作，所以我就能去洗澡了。不过这是个残酷的考验。我们说起床，说去浴室洗澡很轻松，但是我得努力做到，感觉就像负重100磅①去跑马拉松。

慢慢地，我能好好吃饭了。我感觉脑子里失控的想法也慢了下来，我开始感觉找回了自己。虽然还是远远比不上前几年的我，但是我开始对生活中的事情持有更积极的态度了。5年内的大部分时间，厄运和绝望的感觉笼罩着我，现在也开始逐渐消退了。

---

① 100磅约为45.36千克。

我开始觉得抽出时间放松放松很有用，不要专注于自己无法控制的不好的事情，也不要纠结世界上发生的不好的事，我可以做一些让自己感觉更好的事。

几天过去了，几周过去了，我对米歇尔敞开心扉，说出所有的事情。我告诉她我一直以来的感受。我说我觉得很抱歉，我会更努力地做一个好丈夫。我一股脑地全说了，所有的痛苦、所有的恐惧和所有的悔恨……

米歇尔没有因此批评我，她只是听着，这正是我需要的。

我停止去健身房锻炼之后，就完全不锻炼了。但是在米歇尔的帮助下，我学会了一些简单的运动，这能够改善我的情绪。我学会了正念。我开始舒服地坐着，缓慢呼吸，倾听自己的呼吸声。然后我会想象着轻轻吹一根蜡烛——气息刚好可以让火焰闪烁跳动，之后专注于呼吸的变化。我让大脑和身体一样得到休息，我开始越来越理解别人此前一直在跟我说的建议，开始感受到这些好处。

我找到一家名叫"引导之星"的咨询服务机构，见到了一位名叫萨拉的女士，她帮我对自己的生活有了更客观的认识。我开始在布里真德跟着一个很棒的老师上正念课，课程为期八周。我开始感受到从不同角度看事情带来的改变。不仅用乐观的方式思考，我用跟以前不一样的方式思考问题和生活境遇，我学了一些能够帮我应对日常生活的方法。我跟伊桑在一起时的状态也更好了。有一次，我真的觉得我对他倾注了全部的注意力。

我感觉我的抑郁好些了。我开始重燃对生活的激情。我改变了想法，改变了心态，开始期待未来。这些感觉在几周之前我甚至想都不敢想。

时间一天天过去，我早上醒来的时候感觉更好了。我开始欣赏生命中所有美好的事物，甚至开始在洗澡的时候唱起了歌。可能米歇尔觉得我唱歌不好听，但是对我来说，这确实能够说明我有了很大的进步。我开始用更客观的态度来看待生活中出现的问题，不再专注于最坏的情况，开始换一种方式思考。我注意到我的体态也变了，所有压抑的痛苦和焦虑开始消失了，我发现自己站得更直，走路时腰杆也挺直了。我不再大喊大叫了，因为一切都变得特别慢，我没什么好生气的。我不觉得自己那么无情了，不需要批评别人了。

不过我越来越意识到自己的弱点……

抑郁症重压之下，我快崩溃前参加了一个生活指导课程考试。我知道这在很大程度上能帮助我知道如何重塑自己的生活。但我也知道，还有一个阻碍：酗酒。我开始意识到，除非我能解决酗酒的问题，否则我永远都不会康复。

这是我的应对机制，简单明了。而且这很危险，破坏力很大。我坦诚地跟米歇尔说了，她很热心，希望我能跟一个专业人士谈谈。

我第一次预约的时候太紧张了。即使我知道我需要治疗，内心还有个声音在想自己也没有那么糟吧。每个人都有自己的应对机制，不是吗？我越问自己，越觉得自己差点儿就要放弃了。我知道我以前也这么反复过——我说服米歇尔不待在医院的时候，还有我打消接受治疗念头的时候。我试着找到合理的解释，例如我可能会占了别人的位子，别人可能比我更需要治疗。但是我控制住了自己的紧张情绪，跟咨询师一起坐了下来。医生戴夫非常认真，开始之前，他给我解释了有关治疗的所有事情，并且向我保证，我们之间的谈话是完全保密的。我没有受到批评的感觉，所以我觉我可以敞开心扉和他聊一聊。

我告诉他我是如何陷入这种境地的，接下来的几次会面，戴夫教了我一些应对的方法，负面思想侵入的时候，这些方法可以帮助我战胜它们。我离开的时候，觉得自己焕然一新。但不能否认，我的生活还是有些问题，比如难以自控的喝酒和购物行为。我知道我太看重物质了，我搞懂了难熬的时候，让我冲动消费的行为模式。但是有了戴夫和米歇尔的帮助，我感觉我现在有能力应对这些问题。

随着时间的流逝，我对心理健康问题有越来越多的了解，不仅仅是我自己。我尽可能阅读和倾听很多人的故事，了解人们变抑郁的原因——从外界的影响到个人的不安全感，再到大脑里化学物质的失衡。

我也在学习、了解认知行为疗法，米歇尔抑郁得到帮助的时候告诉了我这个疗法，我开始将这个方法运用到自己的生活当中，帮助我应付多年以来的负面情绪。我开始学习不同的环境对我有什么样的影响，我要如何解决其中的问题。我也发现音乐对我有很大帮助，帮我集中注意力，驱散一些或者全部负面思想。

过去的几个月里，我注意到我的身体一直会有莫名的疼痛感，但这跟运动无关。我后来了解到，有些个体患有抑郁症时，通常会伴有这种身体症状。疼痛通常是最初的症状，逐渐会有四肢、关节和背部的慢性疼痛等症状。有很大一部分患有抑郁症的人，求医的时候只跟医生说身体症状，不提及心理和情感症状，这让医生很难诊断。

不过我正要去做另一个诊断。我当时正得到社区心理健康小组的照顾，他们后来要我去看看注意力缺陷多动症，这么多年以

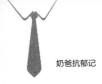

来我都靠自己控制。

我渐渐从抑郁症中恢复过来，越来越意识到米歇尔为我付出了很多。她自己遭遇了那么多，但她还是永远站在我这边。她特别懂我，似乎本能地知道我的感受。我意识到米歇尔做了这么多，我内心充满了感激，这能让我更清楚地看待一切，我知道有一件事是最重要的，那就是米歇尔对我来说无与伦比的重要。

我感觉我还在恢复中，我还在服用抗抑郁药，但是我开始觉得工作又变得有吸引力了。不过我知道我再也不会回到那种压力很大、目标明确的工作环境了。我获得了一家医院工作的面试，工作职责是在法医病房照顾有人格障碍的病人。这是我第一次做跟医学有关的工作。我不知道我能不能胜任，或者我的经理会如何想。我想最好的方法就是坦率地告诉他们，所以我把情况从头到尾讲了一遍。幸运的是，他们都表示理解。他们告诉我没关系，并且保证，那些心理健康工作人员会理解的。

一切都因为改变而发生变化。

我曾经很害怕改变，我担心如果我接受改变，我将永远不会是原来的我。好像我的身份认同很脆弱，改变过程就会迷失。但是我开始意识到，如果你足够勇敢，会有很多更好的机会等着你去探索。

是时候面对恐惧，拥抱改变带来的可能了。

我得到了这份工作。

这是个巨大的变化，是我康复过程中迈出的一大步。但是回头看看，我知道是所有小小的改变让我有了这么大的进步。就像积水成渊，一步一个脚印的努力帮我树立了成就感和自信，让我做好申请那份工作的准备。

我一直跟莎拉一起工作，她很快意识到我是个视觉和动觉学习者。她认识到，利用不同的学习和治疗方式可以帮助我更好地敞开心扉。

六个月过去了，我一直走在康复的路上。米歇尔一直在照顾我，结果她自己的抑郁症又复发了。

我无法描述我看到她重新患上抑郁症的感受。好像我们的遭遇已经过去了，结果竟然这么轻易地又回来了，我太讨厌这种感觉了，就好像是厄运从没离去一样。

突然间，角色互换了。米歇尔开始觉得不舒服，我恢复了照顾她的身份。那熟悉且焦虑的感觉又出现在她眼里。

这次不同了，我们不再仅仅依靠国民健康保险制度①的支

---

① 原文NHS，全称National Health Service（英国国民健康保险制度）。

持。我们通过上网、看书寻找解决抑郁症的方法。我紧紧抓住所有希望、所有可能。我们甚至开始在前厅做瑜伽。

只要能让她恢复健康，我愿意卖掉一切。

我们学过这么多有关抑郁的知识，这一次应付抑郁变得容易了一些。米歇尔请了病假，我们保证她有足够的时间休息，我希望她能快点儿好起来，但是事实上还是很难，米歇尔的老板想要她尽快回去工作，因为他们都很想她。米歇尔接受了她老板安排的职业治疗，还有四次咨询机会。米歇尔很配合，治疗的确有帮助，但是四次之后，我们不得不另寻咨询师，我们不想放弃已经取得的进步。

米歇尔跟她妈妈在一起待了几星期，我想让她跟我在一起，但是我知道平静对她有好处。我父母帮我照顾伊桑，我们大家一起渡过了难关。我们从过往的经历中吸取经验，坚强地走了下去。

第十五章

将抗抑郁转为事业

......

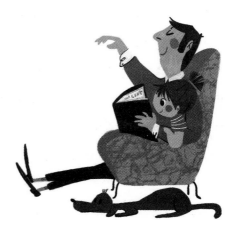

事情并不完美，但是也无须完美。很长一段时间，我们都觉得比以前的安全感更强了。

我又开始定期去健身房了，有一天我在健身的时候跟一个叫布莱恩的家伙聊了起来。我看到他第一眼就产生了可能每个看到他的人都有的同样的想法，那就是我永远也不会想跟他吵架！内心深处有种动力让我跟他攀谈起来。我们聊了一会儿之后，他说他得跟妻子一起去布里真德的围产期反应和管理服务小组[1]。这个小组为患有产后抑郁症的妇女服务。他告诉我他妻子患有产后抑郁症，这个小组正在为她提供帮助。

我聚精会神地听着他说这个小组。他告诉我是英国国民健康保健署在运营这个小组，一位名叫盖尔的女士在管理并帮助那里的每一个人。后来，我发现这个盖尔女士就是当时帮了我和米歇尔大忙的社区实践护士。

他跟我说完之后的几分钟内，我就把我的故事一股脑儿都告诉他了。真是个奇怪的画面——我们两个男子气概满分的人，站在哑铃旁边，谈论着我们的感受！这在一两年前，我是做不到的。我不敢相信我都没有告诉我最好的朋友，却跟一个完完全全

---

[1] 原文Perinatal Response and Management Service，缩写PRAM。

的陌生人说出了一切。但是我知道他会理解的，因为出于某种原因，我完全信任、相信他。

布莱恩过去32年一直从事建筑方面的工作。他是个很得体的男人，但是他完全不介意对我敞开心扉。他一生中战胜过许多困难，他亲爱的妻子患上产后抑郁症的时候，他照顾她，并且设法同时照顾女儿。有一次他妻子变好了一点儿，他却崩溃了。他的世界变得一片黑暗，不知道如何应对一切。我就像听着另一个人讲述我自己的故事一样。

我们开始交流我们的感受、遭遇，还有事情对我们的影响。我们俩谁都没有诊断出产后抑郁症，我觉得那个时候许多爸爸都没有诊断过。但是我俩互相传递了一个眼神，就明白了一切。我们知道，我们都对经历了产后抑郁症的男性需要更多的帮助这件事情表示赞同。过去几年里，对于男性产后抑郁症的关注毫无变化。我们科技有如此巨大的进步，但是却在生活中存在诸多不足。我在家门口几英里外的地方遇见的几个人都表示遭遇过产后抑郁症。他们都是愿意表达出来的人。这就证明，除这些人外还有更多男性遭遇过产后抑郁症。

我那天晚上回家后，开始上网查患产后抑郁的男性帮助小组，但是一无所获。没有任何内容教你如何帮助患有产后抑郁的

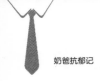

伴侣，或者作为一个男人，患有产后抑郁之后要怎么办。我完全震惊了。我知道这些对以前的我来说有多么重要。或许如果能有足够多的支持与帮助，我就不会受苦这么长时间，就不会觉得孤独。

意识到这一点，我的整个生活就改变了。那晚我根本睡不着，有太多事要思考了。还有多少爸爸在受苦？我既感到兴奋，又觉得愤怒和紧张，我的内心五味杂陈。我知道这是一个做真正有意义事情的机会。第二天，我回到心理健康中心，几个星期前，我在那儿得到过帮助。我一开始很紧张，我觉得他们很有可能会嘲笑我。但是我想了三十分钟以后，还是走了进去。

一位女士邀请我去后面的办公室讨论我关心的问题。我简单跟她说了一下我的想法，从她的反应看，我思考的问题确实是重大发现。她和另一位女士叫我之后再来，我们预订了第二天的见面时间。我迫不及待地要给她留下深刻印象，所以很早就来了。

我被介绍给另一位工作人员，我意识到这就是我情绪跌入低谷那天坐在车里通话的那位女士。我告诉他们为什么我如此确信我们需要建立一个帮助小组来帮助像我和布莱恩这样的爸爸。

那天晚上我非常兴奋地回到家，米歇尔和我开始为这个小组起名字，米歇尔建议取名为"爸爸的援手"。她一说出这个名字，我就确定，就是这个了。

我开启了疯狂工作的模式，这也许是我有生以来第一次如此充满激情。我对这件事非常感兴趣，想找到有关产后抑郁症的一切信息，但是几乎什么也没有找到。

最初，"爸爸的援手"目的是帮助产后抑郁的爸爸，但是事实证明，责任还远不止于此。我也还在学习……

我之前被诊断出患有产后抑郁症的时候，我的医生没有跟我详细说。他没有说我的抑郁可能是因为看着米歇尔在产房剖宫产，出现了创伤后应激障碍。但是在经营了"爸爸的援手"几个月之后，我可能比过去那个时候的大多数医生都更了解男性产后抑郁症。

很多事情现在在我看来都可以理解了。我一直都很害怕失去爱的人。在产科病房的那个晚上，我真的以为我要失去米歇尔了，更有甚者也许会失去伊桑。那天晚上给我带来的恐惧在我身上蛰伏了几个星期、几个月，甚至是几年，我遇到了生活最初的压力之后，所有的压力就接二连三地扑了上来。

我记得我在布里真德发起的第一次会面。我不知道谁会来，也不知道事情会怎样发展。我没有资金，但是我很幸运，可以免费使用这个办公房间。我试着让自己不要太担忧，否则事情可能

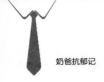

无法顺利完成。我在履行对自己的承诺，接受新的可能。

夜幕降临了，大概有6位爸爸从各地赶来，但是大多数是从我住的地方赶过来的。我们围坐在桌子旁，我解释了为什么要创建这个组织和我对未来的打算。我很震惊，我给他们讲了我的遭遇以后，他们很快就和我敞开了心扉。

小组的领导者不止我一个，一位名叫苏·莫特的咨询师跟我们坐在一起，她给我们解释要如何帮助我们的时候，真让人感到惊叹。我不知道我下次还能不能再见到他们这些人，所以我确保他们离开的时候每个人都能得到帮助，苏还提供了免费的咨询服务。

我起初不知道是否还会有下次聚会，所以当两个小时的会面结束之后，每个人都想下周再来一次时，我很吃惊。我本来计划着一个月会面一次，但是很明显这个小组效果不错。我特别高兴，这意味着我还有很多事情要做。我知道我需要增加自己的知识量，尤其是围产期心理健康的知识，包括产前和产后抑郁，还有焦虑的知识。

没过多久我就受到鼓励，给当地媒体讲述自己的故事。别人说这样会增加我的存在感，有助于我们在进行的工作。我们需要将消息散布出去，所以我接受了这次采访。从那时候开始，事情变得疯狂起来。威尔士媒体打了电话过来，他们想写一篇关于我和米歇尔的文章，还有我们目前为止的心路历程。

最后，我跟简·汉丽博士取得了联系，她很快成了我的新导师、朋友以及我的良师益友。她是一位非凡的女性，写了一本围产期必备的心理健康书。她做事非常脚踏实地，因为我们热衷于让爸爸们认识围产期心理健康，所以很快就达成合作。她当时正和威尔士著名演员博伊德·克拉克合作制作一部电影，这个电影讲述了爸爸的身份有多么重要，她谈到这一点的时候充满了激情。

几周之内，她就教授给我很多围产期心理健康的知识，并且给我信心，让我谈论到这个问题的时候看起来更权威。我更进一步地了解到患有产后抑郁症的爸爸不同的经历，以及患病之后的事情。

我感觉我现在有了目标。我已经找到了我人生接下来想做的事情。这就是我的使命，我知道这也有助于我康复。倾听别人的故事、帮助他人，让我感觉好极了。

起初，这个组织在当地发展，但是很快就发展到了全国。我希望国内的每一个爸爸都能得到我们的帮助，从而形成一个简单但是有效的帮助体系。一些个人访谈和媒体拍摄的邀请也接踵而来……

我受邀参加英国广播公司4台的《女性时空》^①，去和听众聊聊我的故事，讨论关于男性产后抑郁症的问题。一开始我只需要跟一小群人谈论这个话题，这是个很大的进步，但是对我来说，也是个很好的平台，让我增加了专业的筹码。虽然我很紧张，但是我发现我喜欢与人畅聊这个话题。我的目标是抓住新机会推广产后抑郁帮助工作，媒体活动让我向前走了这么远，我不会拒绝任何能提高人们对爸爸抑郁认知意识的机会。

小组现在已遍布威尔士各地，一些组织给我们提供免费场所，还有人叫我去其他地区开展类似的活动。我是自愿做这些事的，我现在放弃了自己的收入，保证其他爸爸们都能得到帮助，有时候是通过打电话的方式，有时候通过社交媒体和邮件。但是小组发展规模越来越大，我几乎没有帮手，我发现靠自己很难再经营下去了。

此外还有赚钱养家和还贷的压力。就像以前一样，我们的欠单太多了，已经支撑不起了。我知道是时候换一个角色了，我想成为一个更积极的活动家，这样我就能带头做出我们需要的改变，让这个活动继续下去……

---

① BBC（英国广播电视台）一档节目。

我需要寻找新的合作伙伴，如果他们已经在全国各地建立起了帮助体系，我只需要利用这种体系就好了。我开了几次会议，不费吹灰之力，一家全国性慈善机构接洽了我们。似乎人们有兴趣更多地了解和搞清楚产后抑郁症。

我们做得越多，就发现要做的事还有更多。我不断接触更多的爸爸，他们的经历帮助我们确定我们今后的工作继续下去的必要性，决定我们之后的工作方向。我遇到过一个爸爸，他和我谈到了妻子分娩过后他患上了创伤后应激障碍。离开我们这个圈子，人们其实不怎么谈这个事儿。我遇到的一些妈妈说伴侣不想谈论分娩，爸爸说分娩给他们带来了精神创伤。但是在跟这位爸爸聊过之后，我确定我必须做点儿什么。

我开始公开谈论看着米歇尔剖宫产的过程，我说自己当时很煎熬，也说到了我们当时真的不知道会发生什么。不出意外，我果然不是一个人。有爸爸跟我有同样的经历，或者是有的人失去了孩子。还有些妈妈仍然忍受着剖宫产痛苦经历的折磨，痛苦记忆依然无法排遣。我和米歇尔也经历过很多这样的事儿。

一位爸爸告诉我，他目睹妻子差点儿就死了，然后被抢救了回来。那时，紧急抢救小组冲了进来，医生试图抢救他妻子的同时叫他离开现场，然后他自己一个人在外面等了一个小时，没有人跟他说到底发生了什么。他儿子刚出生的时候缺氧，不得不送去急诊室，但是这些都是事后才通知他的。他告诉我，那时候他极度焦虑，感到头晕目眩。在医院的时候一切都还好，但是他妻子坦白说想再要一个孩子的时候，一切就变得糟糕起来。他们开始吵架，感觉彼此再也不能理解对方了。结局令人难过，最终他们离婚了。他的生活瓦解了：他开始喝酒，最后丢掉了工作。之后他饱受噩梦和记忆片段闪回的困扰，他开始害怕身边的人。他跟我一样，从没有告诉过别人这些。

我告诉他，他需要跟另一半说说这些事，他需要跟她坦诚聊一聊。我告诉他我自己也有触发回忆的点，某些气味和音乐会让我回想起当时的感觉。现在我能很容易地彻底打开心扉，坦诚聊一聊我的经历，这让我更容易和别人互动。没人嘲笑过我，没人排斥过我的感受。我遇到的男男女女都对我的心路历程感兴趣，并且支持我。

我不知道这个爸爸后来怎么样了，我希望他能跟妻子解决好这些问题。

很多男性告诉我他们跟伴侣的关系在患病前都很好，但是患病之后关系就崩塌了。他们说之前一切都很"完美"，但是之后一切都变了。我在他们的遭遇中看到很多我也经历过的事儿。

很多初为人父的爸爸不知道如何照顾自己的伴侣和刚出生的宝宝，还试着做他们以前做的事儿。他们描述着自己感觉到的焦虑、压力和压迫感。有些人说了在手术室里的可怕场景，还有自己经历的分娩并发症。每个人都有自己的故事要说。

我采访的很多人都是第一次做爸爸，他们感觉自己的身份因此改变了。他们觉得自己再也不是以前的自己了。他们变了，跟以前不同了。他们觉得自己必须工作，感觉被困在了工作里，回到家觉得自己一点儿用都没有。

跟我聊天的每个人都表示他们很难跟任何人说出自己真实的感受。他们不知道别人能否理解。他们担心如果自己一不小心，或者没有努力表现出一切都很好的样子，社会服务机构就会介入。我很幸运我能够得到家人的支持，跟我交流过的一些人甚至都没有获得家人的支持，他们完全是孤身一人在奋斗。他们放弃了工作，面临经济困难。跟我一样，他们通过喝酒来应付一切。

就我自己来说，我和米歇尔已经能更好地应对问题了。2012年年底，米歇尔好像完全康复了，她很好地兼顾了职场女性和妈妈的身份。而我自己的工作要复杂得多，如果我有机会，我会将全部的时间和精力都投入到帮助小组以及所有的宣传中。事实上我早就这么做了。但是我还要养家，工作时我跟犯过刑事罪和有人格障碍症的人一起相处，这非常艰难。身处于这样的环境，压力很大。有一天，一位患者开始攻击每个人，我的压力达到顶峰。因为我平日跟他关系很好，我试着让他平静下来，但是之后他说："我要杀了你老婆。"

我记得那一两秒钟世界是静止的，然后我就"爆炸"了。我冲他大喊大叫，告诉他这辈子也别想靠近我妻子。我克制住暴打他的冲动，我从没有这么生气过。但是我深深吸了口气，平静地走开了。我生活的各个方面都有了改善，因为我可以用一种新的方式来缓解压力。

第十六章

事业腾飞

......

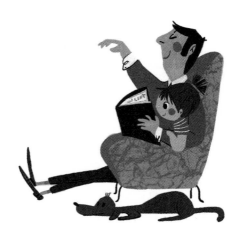

"爸爸的援手"伸得越来越长了，比我想的远得多。我接到了来自世界各地的电话和咨询。我和米歇尔受邀一起参加一个英国广播公司（BBC）威尔士的节目，节目里我们谈论了许多关于产后抑郁症的经历。我们越来越习惯讲述自己的故事。我们已经进步了很多，我们两个以前是不能跟别人说自己经历的人。

　　录制期间，我又接到了两个电话，一个来自英国心理健康慈善机构"精神"[1]，对方告诉我们，我已经入围伦敦的精神媒体大奖[2]，该奖项由斯蒂芬·弗莱主持。第二个电话说我入选了英国骄傲奖[3]的本地英雄奖[4]的候选名单。我简直不敢相信，我才刚刚开展"爸爸的援手"不过八个月而已。

　　我每年都看英国骄傲奖，每次都看得泪眼婆娑，我简直不敢相信我竟然也能获奖，特别是他们居然还邀请我做一小段录像。

　　他们安排我们住在一家很不错的酒店里，我简直不敢相信我们居然能来这里，也不敢相信即将发生的事。我不敢相信自己即

---

① 英国慈善机构，原文Mind。

② 原文Mind Media Awards。

③ 原文Pride of Britain Awards。

④ 原文Local Hero award。

将和电视名人还有其他那么多名人在一起。

我们穿上最好的衣服，坐上为我们准备的豪华轿车前往格罗夫纳庄园。我们到那儿的时候非常紧张，不知道接下来会发生什么。我们走上红毯，到处都是记者的闪光灯。我们问他们应该站在哪儿和怎么摆姿势，在相机闪光灯的咔嚓咔嚓声中，我们努力听清他们说了什么，那一刻我觉得那晚的夜空都亮了。

我都不敢相信，我周围有这么多一生做了那么多伟大事情的人。我表现得非常得体，虽然喝了点儿酒，但我控制住了自己。我第一次这么近距离地跟电视明星站在一起，最不希望的事情就是出丑了。我记得我当时坐在足球专家和英格兰足球经理罗伊·霍奇森旁边。我非常激动。想象一下，一个从威尔士山里出来的小男孩，以前别人都说他一生会一事无成，现在却被称作当地英雄，参加了全英国最盛大的活动之一。

在统计投票结果之后，我没有获奖！但我仍欣喜若狂，因为我只是想要获得威尔士本地英雄的称号，体验一次这样与众不同的经历，这可是花钱都买不来的。我看着米歇尔，我知道生活中曾经糟糕的事情现在变成了好事儿。

我之后跟各行各业的人交谈，这些人做过令人叫好的事情，能跟他们交谈，他们还很欣赏我的成果，这感觉太棒了。交谈中，我发现了一些需要改变的事情。这不仅限于英国，也发生在世界各地。

现在回想起来，我还是想掐自己一把，看看是不是在做梦。但是说实话，最棒的不是到处的闪光灯和漂亮的景象，也不是豪华酒店和名人……而是我回到家之后有了一种全新的使命感。我见到的人给了我很大的鼓舞，让我有动力继续做更多的事儿。我永远记得一件事，我跟米歇尔见到了斯蒂芬·霍金。我们三个人有张合影，我很骄傲地将它挂在家里的墙上。

英国骄傲奖颁奖典礼之后，我真的想尽可能提高人们关注产后抑郁症的意识。我希望我有资金，这样事情会容易一些，但是我没有，我每个月完全入不敷出。我甚至想攒私房钱来做这件事，但是我感觉不合适。毕竟，人们给其他公共事业领域投入数千美元，我想我们小组也应该尽力去争取一些赞助。

每一天，我都会意识到这份工作有多重要。我不断收到需要帮助的家庭和人们的邮件。我知道我需要尽力继续把这件事做下去，接收外界的信息……

我向杂志和博客投稿，尽力为更多人写作。我开始打广告，甚至花钱买了个大广告牌，宣传爸爸心理健康的重要性。这是我做过最了不起的事儿，并且大家的反应也是我想要的。如果说之前的工作很忙，那之后的工作就像滚雪球一样，越滚越多。邮件和咨询从世界各地蜂拥而至。

突然间，感觉每个人都在谈论爸爸和围产期心理健康。我最自豪的一个时刻就是在国际马塞社团①全体成员面前做报告。这个社团对围产期心理健康问题做了研究。我在一群足球和橄榄球联盟球员面前发言，解释了为什么心理健康跟身体健康一样重要，我希望我讲述的足够清楚。

2013年，一个名叫"爸爸还好吗"的新组织在澳大利亚成立。他们想要做跟"爸爸的援手"组织一样的事情，并且了解了我的故事。我非常乐意帮忙，我简直不敢相信这件事在全世界进展得如此之快。

我跟行业内的专业人士建立联系并打交道以后，开始意识到我有多么喜欢做这份工作。这一切都让我的自我感觉好了许多。但是有的时候这也让人精疲力竭。我们仅有的一点资金是不够的。我们永远也不能做想做的一切，接受这个事实挺难的。接下来的几年里，我不得不继续努力多赚点儿钱。有几次，我觉得我

---

① 原文International Marce Society,该社团是目前世界上最大的国际产后抑郁症研究专业组织。

弄到了很多资金，但是资金供应很快就枯竭了，或者干脆就没了。我已经在跟抑郁做斗争了，再增加点儿失望就会让我很难接受。

我一直不断地受邀出席各种活动，在这个过程中我觉得全世界范围内人们对于孩子出生前后爸爸的心理健康逐渐有了更深的了解，"爸爸的援手"在其中发挥了关键的作用。我受邀接受来自世界各地的杂志、公司的采访，跟教授和医生交谈。最棒的是，我还收到了人们的感谢电话，他们感谢我的帮助和研究。

我甚至被邀请去跟丹妮丝·韦尔奇一起录制一段教育视频，她出演过很多电影。我们在利物浦见面，她不是以一个备受喜爱的名人的身份，而是以一个女人的身份与我见面。丹妮丝讲述了她的故事，我们沉浸在她说的每一个字里，被深深地打动。尽管她的日程从来都安排得很满，她还是慷慨地排出了档期。

我们出演的这部影片突出了我们的抑郁症经历，但是是从专业人士的角度来描述的。影片的目的不仅是让人们倾听，而是为了尽可能地教育和指导观众。

我一直在稳步塑造个人形象，但是那部影片给了我质的飞跃。突然间，越来越多的人认识了我。我有点担心米歇尔和伊桑，不知道媒体会如何消费和描写他们。特别是考虑到米歇尔身上曾经发生的事情，我想要保护他们远离媒体。她经历的故事，应该由她自己来说，要用她自己的方式说。

我受邀和父亲研究所①的杰泽玛·加勒特（Jeszemma Garratt）一起做客《BBC早餐秀》节目。父亲研究所强调了爸爸的重要性，致力于增加提供给爸爸妈妈的服务。这档早餐秀节目有助于给大家传递一个信息，即每个人都需要帮助，爸爸不需要沉默着受苦。我很开心能够参与录制，因为我知道这会在全国播出，会让更多人了解到这点。结果如我所料，反响很热烈，我很高兴我能做到这一点。

当天就有很多人来找我。有人问我可不可以参加国家生育信托基金会②2015年推出的新研究。参与这项研究的人非常想听我说说患上产后抑郁症的爸爸们的故事。我看得出来他们跟我有同样的愿景，想要尽可能帮助更多的人。

研究报告显示，超过1/3的爸爸担心自己的心理健康，超过70%的爸爸担心伴侣的心理健康。我简直不敢相信比例居然这么高。但是我回想起我参加的会议，想到我遇到的、聊过天的爸

---

① 原文Fatherhood Institute。

② 缩写NCT，全称National Childbirth Trust。

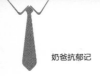

爸，我意识到，比例真的有这么高。

我很自豪能够参与那份研究报告。重要的是，这项研究已经免费公开，人们自己就可以去读、去看，会看到这个问题比以前描述的要严重得多。从很多方面来说，这就像是我所有工作的巅峰，感觉是我人生中最自豪的时刻之一。我一下子就知道，这将带来多大的影响。

一直到父亲节，这份研究报告都还没有发布，快发布前的那一个星期对我来说过得太慢了，我迫不及待想让人们知道。发布那天，我受邀跟米歇尔一起上《早安英国》，还跟安娜·麦辰博士一起录制了《BBC早餐秀》。

媒体拿到了这份研究报告，事情很快就传开了，英国各地的人开始讨论这份报告。

那周过去之后，虽然我几乎累散架了，但当周日《BBC早餐秀》播放出来的时候，我感到十分高兴。这个势头已经积聚很久了，现在感觉我们真的取得了一些意义重大的成就。

第十七章

与"大人物"会面

......

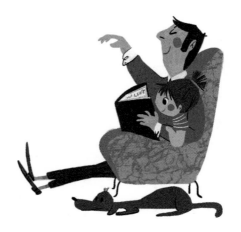

你取得的成就越多，你想要做的事情就越多。我还没有实现当初建立"爸爸的援手"时的雄心壮志。我记得在报纸上看到过一个愚蠢的宣传日广告，想着这种广告真的毫无意义，没有什么比"爸爸的援手"还重要。

就在那一刻，我突然想道：我要把这个项目变成一个全民意识日。

我去谷歌上快速搜索了一下，看看是否已经有类似的项目。果不其然，我什么都没找到。我脑海中立刻就冒出了这些想法，我知道这就是我想做的……

活动定在父亲节后的第二天，也就是周日之后的星期一，一切都非常完美。活动执行起来并不容易，但我们有一个很棒的团队。所有人齐心协力地投入宣传活动，让更多人意识到我们想做什么。

我开始运营社交媒体，请求帮助过我的人把信息散布出去。我们开始在博客上记录我们当天的想法。因为我们已经设法提高了知名度，所以我们比较容易获得一些心理健康慈善机构的支持。跟我们有过交谈的人都表示会尽他们所能给予我们帮助和鼓励。我得到的信息反馈清清楚楚、明明白白：我们需要这一天！我们都需要承认这些问题的存在。忏悔星期二①，请赐我们一个爸爸心理健康日吧！

尽管我们大多数人，无论男女都习惯性地认为，在围产期和刚开始做父母的时候，男性应该提供支持。但大量研究表明，10%的新手爸爸会患有产后抑郁症（要是妈妈也同时抑郁，比例就会上升到50%）。这时候爸爸也需要帮助。我学到了最重要的一件事，那就是导致产后抑郁的原因不只有一个，涉及因素往往有很多。

我知道我们需要有一个意识日，让人们了解问题有多严重，同时也要给所有家长和专业人士提供更多的渠道来获取资源和有用的信息。

我希望这一天就设在英国的父亲节之后。父亲节本该是快乐的节日，但我知道，这天过后不是所有爸爸都开心了。现在男性自杀率如此之高，我希望所有的爸爸和各个组织每年都能在博客上写一些关于这个意识日的心得。

活动的第一天，我以为阵势会很小。我的想法是，要是能有几个人在社交媒体上谈论这件事，我们干得就不错了。但我真的应该学会敢想一点……

---

① 原文Pancake Day是英国煎饼节，又叫忏悔星期二。

活动当天气氛特别热烈，来自世界各地的组织都愿意支持我们。第二年活动效果就更好了，有许多热情满满、让大家不禁赞叹的人都来分享他们的故事，参与到活动中来。我与来自世界各地的人们交谈，他们告诉我，他们在自己的国家是多么迫切地需要支持。专业人士也通过研究调查的形式加入了活动。我们得到的赞助支持简直不可思议，这恰恰证明了大家有多么需要这个意识日。

我们上了很多电台节目，之后也录了更多播客节目。我们所做的一切都是为了帮助提高知名度。我们仍然没有资金，只有一个形象。只是没想到人们如此渴望获取这些信息，所以我们的活动立刻就成功了。

全民意识日不仅是为了提高认知，我们也有一些实际目标。从一开始我们就发起了活动，希望修改英国国家健康与照顾卓越指南，为了更好地反映男性产后抑郁症的实际情况，同时我们的"你好吗"活动也获得了大量支持。奥格莫尔议员克里斯·埃尔莫尔（Chris Elmore）甚至呼吁议会辩论。我们取得的最大的成就之一就是登上了BBC新闻，因为我们为爸爸和妈妈提供了心理检查服务。我根据自己的经历和无数别人的故事，我知道太多男性在妻子产后没有进行心理诊断。我很高兴看到有评论称赞我，肯定了我敞开心扉讲述自己的经历，对我能勇敢地说出自己的感受表示支持。我在撰写本书的时候，人们仍然可以读到我的故事，这样能持续吸引新的支持者，并给正在经历产后抑郁症的爸爸带来希望。

到了第三年，我们的活动做得更大了。我们得到了更多男性产后抑郁症学者的支持，其中有来自加利福尼亚州的心理学家丹尼尔·辛格利博士和安德鲁·梅耶斯博士。全民意识日活动还在不断发展，我有信心，活动规模会越来越大，产生的影响比之前任何时候都要深远。活动正当时：据估计，全世界每年有超过1300万名爸爸患有产后抑郁症。

我们的国际影响力越来越大，我开始接受少量海外公开演讲的邀请。我受邀在墨尔本的国际马塞社团发表讲话（该社团跟围产期心理健康有关），并且在机场等待登机的时候接到了两个非常重要的电话……

第一个是我参演的纪录片获得提名，我收到了精神媒体奖的邀请。第二个是英国皇室慈善机构"集思广益①"的邀请！

我坐在希思罗机场的休息室里给米歇尔打电话，告诉她发生

---

① 威廉凯特以及哈里梅根两对皇室夫妇合作的心理健康项目。

了什么，但是我们得暂时保守秘密。

我们要去见威廉王子、凯特王妃和哈里王子了！我几乎不敢相信这一切。

但是首先，我需要飞去墨尔本。我一到那儿就觉得孤单和孤独，那里离我熟知的世界有半个地球那么远。当然，过去几年发生了那么多事儿，我们在短时间内进步了那么多，我不惊讶于自己的精疲力竭。我入住了酒店，待在房间里，很长时间我都没有觉得情绪如此低落了。我非常想念米歇尔和伊桑。

会议的早上，我接受了澳大利亚一个广播节目的采访。我在给一批全新的观众讲述我的故事。在这个国家，男性的身份定义可能比英国更严格。他们对我的故事很感兴趣，并且很想知道我秉承帮助爸爸心理健康的理念所做的一切。

采访结束后，我动身前往会议。我对给我演讲分配的时长感到相当紧张。他们只给了我10分钟，但是其他演讲者可以讲30~40分钟。我不知道这么短的时间里面，我如何能说完所有事。

我站在台上，确保自己几分钟内突出了演讲最重要的部分。我很快就轻松自在起来，也进入了状态。我不敢相信，这个来自奥格莫尔山谷的小男孩儿，离开学校的时候什么也没有，现在能和这么多专业人士一起给国际观众发表讲话。我想我是台上唯一一个没有名气的人，但是我这么多年从那么多爸爸那里获得的信息和我自己的经历已经足够证明了。

我下了台，感觉无比自豪。我觉得事实证明我是正确的。我知道我的经历，所有别人转述给我的故事，这些都很重要。我们渡过了所有的伤害和痛苦，这才是真正重要的事。

那天晚上，我迫不及待地联系米歇尔和伊桑，告诉他们我做到了，想跟他们一起庆祝我的成功。他们很为我开心，等不及地要我回家。我也急不可耐地想回家，我知道很快我们一家就要见到皇室了！

到了意义重大的那天，我们尽早赶往伦敦。我们极其重视这一天和当天的体验。我们朝伦敦眼旁边的国会大厦走去。一位女士跟我们讲解这一天的具体安排，问我们想不想拍一日游影片。我们当然说好。这个方式多好啊，能让我们一直记住这一天！然后她告诉我们，我们将和王子本人交谈10分钟，我们简直不敢相信。

人们开始走进房间，他们都有很棒的故事要说。这里有来自全国各地的人，有的人经营着很大的组织，有的人做了很多伟大的事儿，这些都跟心理健康有关。我跟尽可能多的人聊天，告诉他们做爸爸和心理健康的重要性，跟我聊天的人似乎都对我的观点表示赞同。

　　能跟皇室的人见面，面对面看到之前只能在电视上看到的人，这种感觉太不真实了。他们走进房间，气氛肉眼可见地改变了。尽管我很自豪自己能跟任何人说上话，但是那一刻我知道，我也不是跟谁都能聊。我勉强鼓起勇气向王子走去，我们真的不知道怎么走过去跟他讲话。后来有人正式向他介绍了我们，突然间我们就站在那儿了：我、米歇尔和威廉王子。

　　我简直不敢相信，即使现在回头看看，我还是会吓得打哆嗦。

　　活动主要内容是听威廉王子发表演讲，演讲中他表达了自己如何改变心理健康背负的不良印象。看到他们三个站在那——威廉、凯特和哈里，我全身都起了鸡皮疙瘩。米歇尔和我，我们参与了某种特殊的事情。所有的感觉混杂在一起，好像我们的生活即将永远改变。在那之后不久，我接到一个电话，邀请我去参加那年12月的议会，就爸爸心理健康问题发表讲话。

　　感觉所有的幸福都集中到现在了，一切看起来都那么完美。我觉得没有比这更好的生活了。

圣诞节来了又走，我受邀参加"最佳开端"慈善机构[①]的《走出抑郁》电影。我去伦敦谈了谈我的抗争过程，感觉我就像是个代言人，替所有得过抑郁症的爸爸发言——这就是我们所做的工作如此有影响力的原因。我们做了一些很棒的影片和应用程序，我对这项工作感到自豪。当你坦诚面对事情的时候，你就有巨大的力量。我知道这样能让人们畅谈，让更多爸爸敞开心扉，得到需要的帮助。最后有个画龙点睛之笔，剑桥公爵夫人本人将为"走出抑郁"做陈述，我受邀去与她会面。

这次活动效果好得让人难以置信，我很荣幸能见到剑桥公爵夫人。她演讲中提到，我们需要打破这种耻辱感，为这一代和下一代抗争，感觉这是她发自内心想说的话。

我知道这也是我要告诉孙辈的事儿。现在所发生的一切，将来都会成为故事。这让我对事物有了不同看法——也许，只是也许，如果这就是生活给我的回报，我和米歇尔所忍受的痛苦是值得的。

我现在真的非常、非常高兴。从个人层面上来说，我证明了很多人是错的，这实在是件好事。我的一生中，从上学开始，就

---

① 原文为Best Beginning Charity。

有很多人质疑我。但我已经证明了，我可以做任何我想要实现的事儿。我很高兴我没有听别人的错误意见。或者至少，我很高兴，我没有轻信他们。我完成了自己要做的事儿。尽管困难重重，我和米歇尔还是做到了。我们彼此相爱，彼此支持，我们有个很棒的儿子，他是我们的太阳。

我的抑郁历程漫长而痛苦，到处是磨难，但是我已经克服了生命中的苦难，现在我可以真心感谢曾经发生的一切。我相信事情总有解决的办法，很明显，我的经历就帮助我走到了今天这一步。这是我独一无二的生活，我很高兴我拥有现在的生活。

有时候我会想，如果我可以穿越到过去跟年轻的自己聊一聊会怎么样。我可能会告诉他，一切都会好起来的，你会成为一个了不起的人，你会让人们更了解一些重要的事情。我可能会告诉他，你会成功的，会有一个漂亮的妻子和儿子，有一个充满爱的家庭。我甚至可能会跟他说，你将来有一天会面见皇室，与凯特王妃共处一室，还会跟威廉王子握手。

但是我在想，我要不要毁了他体验的新鲜感呢？

致谢

感谢米歇尔，她支持我一路走到现在。没有她我不会有今天的成就。谢谢伊桑，我帅气的儿子，我为他感到骄傲。

感谢妈妈、爸爸和凯文一直在我身边。感谢我最棒的家人，我岳母珍妮特和岳父托尼，他们在米歇尔抑郁期间帮助了我们。所有来自朗达的"疯狂家庭"，以及那一大家子人。我真心地说，没有你们我不可能成功。

感谢我三十多年来最好的朋友杰森·埃尔伍德和他的一家人，当然还感谢我所有的朋友，你们总是在生活中给我鼓励。我很幸运有这么多优秀的人在我身边。奥格莫尔山谷的同胞一直帮助我，从不批评我。感谢你们支持我的所有工作，感谢你们一直的支持。

感谢我的朋友，他们都是在心理健康方面帮助过我的人：简·汉丽医生，她给了我信心，还有威尔士心理健康事务人员，自从我崩溃以来，我一直为与他们共事而感到自豪。感谢安迪·迈耶博士、拉贾·冈帕多耶博士、安娜·麦辰博士、丹尼尔·辛尼博士、伊恩·琼斯教授和女性心理健康联盟①，他们一直支持我和我做的帮助爸爸的工作。

感谢康复过程中帮助过我的人，他们是佐伊·派珀、莎拉·劳埃德帕姆、帕姆·罗西特、戴夫（酒精慈善机构）。当然也要感谢英国国家医疗服务体系。同时，我也要跟帮助过米歇尔的专业人士说声谢谢，对于你们的帮助，我们感激不尽。

感谢所有参与过我们活动的人，其中有我的好友阿什莉·库里、宝林·麦克帕特兰、奥利维亚·斯宾塞、海伦·伯奇、保罗·斯凯兹，"产后抑郁症每时心理状态"②的罗希、伊莱恩·汉扎克、夏洛特·哈丁，人类病毒研究所，还有很多我一时叫不出名字的人，谢谢你们在社交媒体上分享我的工作。

我还要感谢许许多多的人，对你们的感谢我可以写满一本书。没有你们，我不可能做到这一切。

---

① 原文为Maternal Mental Health Alliance。

② 原文为PND Hour State of Mind。